普通高等学校"十四五"规划医学实验教学示范中心新形态教材

丛书总主编◎董为人 安威

组织学与胚胎学
实验教程

主　编：郭家松　朱梅

副主编：苏衍萍　李锦新　刘佳梅　黄绵波

编　者：（按姓氏拼音排序）

丁　英	（中山大学）	苏衍萍	（山东第一医科大学）
郭　丹	（赣南医学院）	苏中静	（汕头大学）
郭家松	（南方医科大学）	汤银娟	（湘南学院）
胡晓芳	（遵义医科大学珠海校区）	王　广	（暨南大学）
黄绵波	（南方医科大学）	王　霞	（深圳大学）
李锦新	（广州医科大学）	王祥海	（南方医科大学）
李　莉	（湖南医药学院）	叶晓霞	（广东医科大学）
李一欣	（贵州医科大学）	张　莉	（锦州医科大学）
梁怡琳	（深圳市福田区妇幼保健院）	张丽华	（佛山科学技术学院）
刘爱军	（广州中医药大学）	张　巍	（天津医科大学）
刘佳梅	（吉林大学）	郑慧媛	（西安医学院）
穆寅东	（牡丹江医学院）	朱　梅	（牡丹江医学院）
钱长晖	（福建中医药大学）		

华中科技大学出版社
http://press.hust.edu.cn
中国·武汉

内 容 简 介

本书是"普通高等学校'十四五'规划医学实验教学示范中心新形态教材"之一。

本书共二十六章,主要包括绪论、上皮组织、固有结缔组织、血液和血液的发生……神经系统的发生与眼和耳的发生等内容,介绍了各系统、器官与组织的显微结构以及胚胎学的相关内容。

本书适合于临床、预防、口腔、护理与法医等专业,与《组织学与胚胎学》教材配套,是理论知识学习与实验课程的重要辅助用书。

图书在版编目(CIP)数据

组织学与胚胎学实验教程/郭家松,朱梅主编. —武汉:华中科技大学出版社,2023.8(2025.1 重印)
ISBN 978-7-5680-9752-9

Ⅰ.①组… Ⅱ.①郭… ②朱… Ⅲ.①人体组织学-实验-高等学校-教材 ②人体胚胎学-实验-高等学校-教材 Ⅳ.①R32-33

中国国家版本馆 CIP 数据核字(2023)第 152223 号

组织学与胚胎学实验教程   郭家松 朱 梅 主编
Zuzhixue yu Peitaixue Shiyan Jiaocheng

策划编辑:蔡秀芳
责任编辑:蔡秀芳 冯雨晴
封面设计:廖亚萍
责任校对:朱 霞
责任监印:周治超
出版发行:华中科技大学出版社(中国·武汉)   电话:(027)81321913
         武汉市东湖新技术开发区华工科技园   邮编:430223
录   排:华中科技大学惠友文印中心
印   刷:武汉科源印刷设计有限公司
开   本:889mm×1194mm 1/16
印   张:8
字   数:226 千字
版   次:2025 年 1 月第 1 版第 2 次印刷
定   价:49.80 元

普通高等学校"十四五"规划医学实验教学示范中心新形态教材

编审委员会

网络增值服务

使用说明

欢迎使用华中科技大学出版社医学资源网 yixue.hustp.com

1 教师使用流程

（1）登录网址：**http://yixue.hustp.com** （注册时请选择教师用户）

注册 ▶ 登录 ▶ 完善个人信息 ▶ 等待审核

（2）审核通过后，您可以在网站使用以下功能：

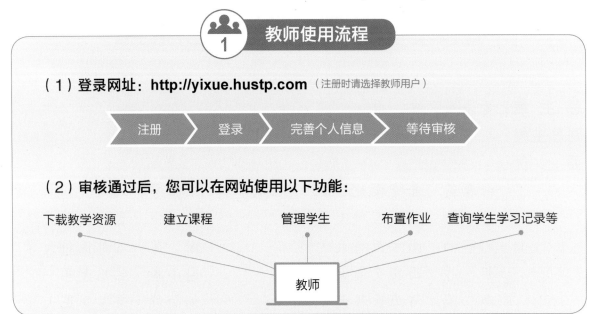

下载教学资源　　建立课程　　管理学生　　布置作业　查询学生学习记录等

教师

2 学员使用流程

（建议学员在PC端完成注册、登录、完善个人信息的操作）

（1）PC 端操作步骤

① 登录网址：http://yixue.hustp.com（注册时请选择普通用户）

注册 ▶ 登录 ▶ 完善个人信息

② 查看课程资源：（如有学习码，请在个人中心-学习码验证中先验证，再进行操作）

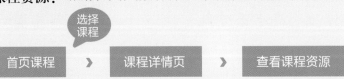

选择课程

首页课程 ＞ 课程详情页 ＞ 查看课程资源

（2）手机端扫码操作步骤

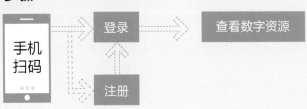

手机扫码　→　登录　→　查看数字资源

注册

基础实验中融合临床-科研思维
助力高质量医学人才培养

当今世界正经历百年未有之大变局,融合创新成为新时代的主旋律,中国高等教育理应成为融合创新的领航者,而现实是大学发展仍落后于社会的发展。医学本科教育亦是如此,尤其是基础医学教育,而基础医学教育直接关系着基础研究、基础医学拔尖人才的培养以及新医科的成败。

创新性人才的培养不是一蹴而就的,要让学生养成融合创新思维的习惯,而养成该习惯的最佳途径便是将习惯培养贯穿到每一个日常的实验项目中,即在实验过程中将知识、思维和素养无缝融入,这本身也是课程思政的重要内涵。

本系列教材由高等学校国家级实验教学示范中心联席会基础医学组组织全国基础医学教学领域优秀的资深一线教师编写而成。

本系列教材最显著的特点是引导学生在传统实验项目的基础上,基于融合思维(基础与临床和科研相结合),发现影响实验的因素(变量);或者与其他学科(尤其是临床医学类)密切关联,进行设计和实验,从而培养学生的科研素养,使学生能够学以致用。本系列教材设有部分综合性、设计性和创新性实验,在潜移默化中培养学生的科研素养,为其之后的学习、工作奠定基础。

本系列教材适合各类各层次的高校教学使用,各学校可根据本校人才培养定位和学情自行确定教学方案。

本系列教材为普通高等学校"十四五"规划医学实验教学示范中心新形态教材。教材的编写有幸得到兄弟院校各位专家和教授的鼎力支持。本系列教材的付梓凝结着各位编者辛勤的汗水,同时也特别感谢山东数字人科技股份有限公司、郑州国希望教学用品有限公司、成都泰盟软件有限公司的大力支持。

由于时间紧,编者来自全国各高校,书中不妥之处在所难免,恳请使用本系列教材的师生不吝赐教,提出宝贵意见和建议,以便再版时改进,携手打造一套基础实验融合临床-科研思维、符合教学实际的精品教材,为推进我国高质量医学人才培养贡献一份力量。

普通高等学校"十四五"规划医学实验教学
示范中心新形态教材编审委员会

前言

　　组织学与胚胎学是医学各专业非常重要的一门形态学基础课程,理论课讲述的各种关键知识点都需要在实验课中让学生自行观察切片、模型或标本加以理解和掌握。通过实验课,学生可以把在理论课中学到的各种抽象概念与具体的形态结构联系起来以强化学习记忆的效果。同时,学生通过自行观察和判断各种典型或非典型的结构,也能很好地锻炼自主学习能力。

　　随着近年来各高校组织学与胚胎学总学时的压缩,以及国家大力提倡加强本科生的自主学习能力,一线教师和大部分学生希望有一本能涵盖教学大纲要求的主要知识点、满足临床医学以及相关医学本科教育需求、既符合绝大部分高校实验课的实际教学安排又能指导学生自主学习的组织学与胚胎学实验课教材。基于上述目的和宗旨,我们组织了25位来自全国各地的有丰富教学经验的一线教师参加本书的编写。

　　总体来说,本书具有以下几个特点:①每一章首先将学习目标分解为素质目标、能力目标和知识目标,以便学生明确目标,提高学习效果;②考虑到绝大部分组织切片具体的结构在肉眼下无法看清楚,所以组织学部分的实验内容删去了肉眼观察的环节,而是按实际操作中先低倍镜观察再到高倍镜观察两部分进行介绍;③为了鼓励学生在观察的过程中进行思考,本书在关键的切片观察内容中插入开放性思考题,在数字化资源中提供参考答案;④为了落实立德树人的根本任务,每一章都通过思考等方式适度融入了一些思政内容。另外本书在山东数字人科技股份有限公司的协助下制作了一整套全新的显微组织彩图、胚胎学模式图以及部分实物图,相信这一套插图能帮助学生更好地理解和掌握相关知识。

　　然而,由于我们的水平有限,在本书内容的组织与撰写上还存在着不足,疏漏和不尽如人意的地方在所难免,恳请广大读者多提宝贵意见,予以批评指正,以便再版时改进。

郭家松

目录

第1章 绪 论

学习目标

素质目标: 培养学生遵守实验室操作规程和实验室安全准则的意识,懂得爱惜光学显微镜、标本和切片。

能力目标: 了解组织学与胚胎学实习的流程和要求;能熟练操作和使用光学显微镜以及数字切片系统;培养通过二维切片或图像转化为组织或器官的实际三维空间结构,以及将若干个静态胚胎标本(模型)转化为动态发育过程的时空想象力;培养绘图能力。

知识目标: 掌握光学显微镜的构造与使用方法,掌握观察组织切片的注意事项,了解普通光学显微镜组织标本的制作方法。

【实验内容】

一、光学显微镜

(一)光学显微镜的构造

光学显微镜由机械部分和光学部分组成(图 1-1)。

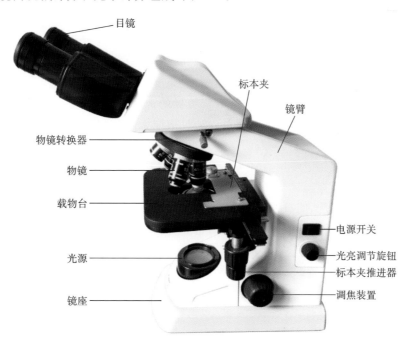

图 1-1 普通光学显微镜

Note

1. 机械部分

(1) 镜座　光学显微镜的基座,其他机械装置直接或间接附于其上。

(2) 镜臂　支撑与连接其他部件的基础结构,移动光学显微镜时握取此处。

(3) 镜筒　下端与物镜转换器连接,上端可安装目镜。

(4) 物镜转换器　安装物镜的装置,可同时安装 4 个不同放大倍数的物镜,根据观察的需要可将不同物镜转换到观察的位置。

(5) 载物台　用于承放玻片的方形平台,中央有一圆形通光孔。

(6) 标本夹、推进器及其调节螺旋　固定在载物台上,用于固定玻片,调整观察视野。

(7) 调焦装置　包括粗准焦螺旋和细准焦螺旋,可较大幅度或轻微地升降载物台,用于聚焦。

2. 光学部分

(1) 目镜　靠近观察者的眼睛的镜头,侧面标有 10× 或 15× 字样,表示其放大倍数。目前常用的目镜放大倍数为 10×。现在大部分光学显微镜使用的是双目镜,可以根据使用者的瞳孔距离来调节两侧目镜之间的距离。

(2) 物镜　一般有 4×、10×、20×、40× 和 100× 几种。4×、10× 为低倍镜,20× 为中倍镜,40× 为高倍镜,100× 为油镜。光学显微镜的放大倍数是目镜放大倍数与物镜放大倍数的乘积。

(3) 光源或聚光器　位于载物台的下方。现在大部分普通光学显微镜使用的是可调光源,在镜座或镜臂的一侧有电源开关以及光亮调节旋钮。

(4) 光圈　位于聚光器下方,由许多小金属片组成,可调节视野的光亮,同时也可调节影像的对比度。光圈小时,光亮度小但是形成图像的对比度大;光圈大时,光亮度大但是形成图像的对比度小。

(二)光学显微镜的使用

1. 光学显微镜的使用步骤

(1) 放置　一手握光学显微镜镜臂,另一手托光学显微镜镜座,将光学显微镜移至桌面并接通电源。

(2) 对光　打开电源开关,旋转物镜转换器,将低倍镜对准载物台通光孔,从目镜观察视野,调节光源和光圈,旋转光亮调节旋钮,将光亮度调到明亮、柔和的合适光亮度。原则上以能看清楚结构为宜,不要把光亮度调至最大,否则容易造成眼疲劳,特别是长时间在强光下进行光学显微镜观察可能会对眼睛造成伤害。目前还有一些光学显微镜使用的光源是聚光器,它可以将外部光源(日光或灯光)射来的光线集合成束,投向载物台的通光孔中央。使用聚光器时要根据外部光源的位置和方向适时调整角度,以确保有足够且适宜的光亮度。

(3) 置片　先肉眼观察玻片的大致情况,分辨玻片的正反面,有盖玻片一侧为正面。载玻片与盖玻片之间有已经染色的组织,稍大的组织可以通过肉眼大致分辨其形态和方位。将玻片正面朝上放置在载物台上,用标本夹固定,将需要观察的组织部分对准载物台通光孔。

(4) 低倍镜观察　旋转物镜转换器将 4× 物镜对准载物台通光孔中央,听到轻微"咔"的一声即提示物镜到达正确位置(手握物镜转换器边缘进行转动,不得直接扳物镜以免造成镜头松动甚至损坏)。慢慢旋转粗准焦螺旋,使载物台上升到最高位置,从目镜观察,向反方向缓慢旋转粗准焦螺旋,载物台下降,配合旋转细准焦螺旋,直到看清物像。4× 物镜观察大致情况后换 10× 物镜进一步观察。

(5) 高倍镜观察　在 10× 物镜观察的基础上,根据观察目的,将选定的目标结构移至视野中央,换 40× 物镜,旋转细准焦螺旋对焦后进行观察。注意,从 10× 物镜换 40× 物镜后不得使用粗准焦螺旋,因为此时物镜与玻片之间的距离很小,稍有不慎就可能压碎玻片或损坏镜头。

(6) 油镜观察　在组织学与胚胎学实验课程中,大部分情况下不需要使用油镜观察。特殊情况需使用油镜时,原则上应该在 40× 物镜下找到需要观察的结构后移开物镜,但不移动玻片,然后在通光孔中央位置向玻片表面滴加一滴油镜专用香柏油,再换上油镜(100×物镜)进行观察。切记:每次油镜观察结束后必须及时使用光学显微镜专配的清洁剂和擦镜纸清洁镜头和玻片,不得在清洁前直接从油镜转换到 40×物镜观察,以免污染 40×物镜。

思考:为什么用油镜观察时需要使用香柏油?

(7)收拾　使用完毕,旋转粗准焦螺旋,使载物台下降至最低位。取下切片,放回切片盒,物镜镜头叉开,将光亮度调至最暗,关闭电源开关,盖上防尘罩。

2. 使用光学显微镜的注意事项

(1)光学显微镜的使用环境应清洁、干燥、无振动、无腐蚀性物质。

(2)使用前,检查光学显微镜部件是否松动、有无缺损,不得擅自拆卸光学显微镜部件。

(3)需要培养由二维图片重建三维结构的空间想象力。由于一般的组织切片标本极薄,只有若干微米,在光学显微镜下呈现的是二维平面结构,而细胞、组织、器官本身都是三维立体结构。因此,在观察切片标本时需要在大脑中重建三维结构,使看到的平面结构回归到组织或器官的真实形态。在这个过程中,特别要注意的是能够理解同一细胞、组织或器官通过不同部位和不同方向得到的切片,可呈现完全不同的图像。

(4)需要了解制作切片标本的基本步骤,因为从组织取材、固定、脱水、透明、包埋、切片、裱片、烤干、脱蜡、复水、染色、脱水,直到最后封片和保存等过程都有可能产生对组织的损伤——人工假象,如不同组织的收缩系数不同引起的部分结构变形、有些结构之间分离脱落、组织间出现裂隙,以及比较常见的刀痕、皱褶、染料残渣等,所以在观察切片时需要注意分辨这些假象。

思政:使用光学显微镜时取下的防尘罩请叠整齐,取出需要的切片后切片盒请合上并放在安全位置,实验结束离开实验室前应检查切片是否从光学显微镜上取下并放回切片盒原位,光学显微镜是否按要求复位。请同学们通过注意每一次课的细节养成良好习惯。

二、电子显微镜

电子显微镜用电子束代替可见光,用电磁场代替玻璃透镜,最后通过数字成像技术将肉眼不可见的电子束转化为图像。电子显微镜可实现从几千倍到几十万倍的放大效果,所观察到的结构通常称为超微结构。教学常用电子显微镜有透射电子显微镜和扫描电子显微镜 2 种。

1. 透射电子显微镜　简称透射电镜,是研究细胞、组织和器官超微结构的必备设备。透射电镜样品制作比光学显微镜使用的玻片制作过程更加复杂,对标本的新鲜程度要求更高。小块组织用戊二醛、锇酸等固定后,用梯度乙醇等有机溶剂脱水、经树脂包埋后用超薄切片机制备 60～90 nm 的切片,在特制的铜网上进行醋酸铀和枸橼酸铅等染色,最后利用透射电镜观察与拍照。因为超薄切片不易保存,在观察与拍照过程经高压电子束打击容易发生破损,所以在电子显微镜下拍摄的照片是我们用于学习与研究的主要媒介。

2. 扫描电子显微镜　简称扫描电镜,可用于观察细胞、组织和器官的表面形貌。组织标本固定后,无须包埋和切片,直接在真空镀膜仪内干燥后向组织表面喷镀一层碳膜和金膜即可用于扫描电镜观察与拍照。扫描电镜中的电子枪发射的电子束经过透镜聚焦形成极细的电子束,打在标本表面形成一个扫描点。沿着整个样品表面移动进行扫描时,就会产生二次电子信号,然后用二次电子检测器接收、放大这些信号,即可转化为图像。扫描电镜观察面积较大、景深长,可以获得富有立体真实感的标本表面图像。扫描电镜主要的不足之处是不能获得标本内部的图像,放大倍数也达不到透射电镜的水平。

思考:为什么光学显微镜下看到的结构称为显微结构而电子显微镜下看到的结构称为超微结构?

三、胚胎标本与模型的观察

胚胎学的学习方法和研究手段有很多,不过在本课程的实验教学中主要是观察标本和模型。

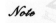

思考题
参考答案

胚胎学是研究个体发生和发展规律的学科,因此在学习过程中要注意发现动态变化规律、提高形象思维能力。整个胚胎以及任何一个器官或结构的发生均经历由原始到完善、由简单到复杂的过程,故在不同时间内具有不同的外形、结构和位置。实验室中不论是标本还是模型都不可能展示所有时间点的外形、结构和位置。要理解整个胚胎演化过程,应该结合书本上的描述进行观察,更要启动形象思维,通过若干个时间点的外形、结构和位置的变化,理解其发生特点和规律,进而了解胚胎发生的全过程。

（郭家松）

第2章 上皮组织

学习目标

  素质目标:了解各种上皮组织切片的取材和制作过程,通过观察不同上皮组织的形态结构,总结并归纳它们的异同点,理解其功能和分布。

  能力目标:能利用光学显微镜或数字切片系统识别单层扁平上皮、单层立方上皮、单层柱状上皮、假复层纤毛柱状上皮、复层扁平上皮和变移上皮;能在混合性腺中识别分辨浆液性腺泡、黏液性腺泡、混合性腺泡和导管。

  知识目标:掌握单层扁平上皮、单层立方上皮、单层柱状上皮、假复层纤毛柱状上皮、复层扁平上皮和变移上皮的形态和分布;熟悉各种上皮组织的功能;了解变移上皮的变化过程。掌握浆液性腺泡、黏液性腺泡和混合性腺泡的显微结构。

【实验内容】

一、单层扁平上皮

  材料与方法:犬中动脉与中静脉,HE 染色。

  1. 低倍镜观察 此切片为中动脉与中静脉的横切面。管腔较小而形状圆者为中动脉,管腔大而形状不规则者为中静脉。于血管壁内表面观察被覆的内皮,由于动脉管壁收缩,其内皮排列呈波浪状(图 2-1(a));静脉的内皮排列则较平坦(图 2-2(a))。

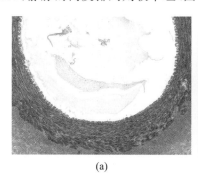
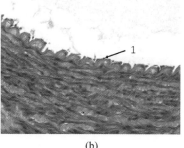

(a)   (b)

图 2-1 单层扁平上皮(犬中动脉,HE 染色)

(a)低倍镜;(b)高倍镜

1. 内皮细胞核

  2. 高倍镜观察 空虚状态下,中动脉管壁收缩,在靠近管腔面处可见呈波浪形、粉红色、发亮的内弹性膜。内皮细胞也伴随内弹性膜收缩而成波浪形,细胞核呈圆形或椭圆形,细胞质因为颜色与周围结构颜色接近而不易分辨(图 2-1(b))。中静脉内皮细胞的细胞质部分极薄,染为粉红

Note

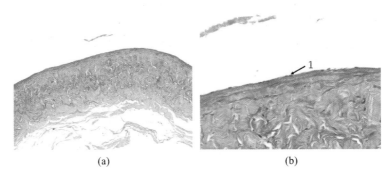

(a)　　　　　　　　(b)

图 2-2　单层扁平上皮(犬中静脉,HE 染色)

(a)低倍镜;(b)高倍镜

1.内皮细胞核

色,和下方的粉红色结缔组织连在一起,不易分辨;细胞核呈扁椭圆形、蓝色,略向管腔突出(图 2-2(b))。

思考:内皮和间皮的形态与分布有何异同点?

二、单层立方上皮

材料与方法:犬甲状腺,HE 染色。

1.低倍镜观察　表面有结缔组织被膜,在甲状腺实质内可见许多大小不等的圆形或不规则形结构,称为滤泡。每个滤泡中央充满的粉红色均质块状物为胶状质,其周围可见一层紫蓝色圆形细胞核,即组成单层立方上皮细胞的细胞核(图 2-3(a))。找到圆形细胞核排列整齐的滤泡,转高倍镜观察单层立方上皮。

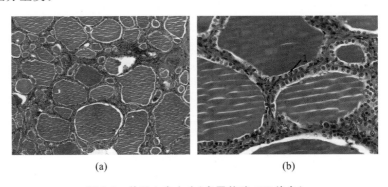

(a)　　　　　　　　(b)

图 2-3　单层立方上皮(犬甲状腺,HE 染色)

(a)低倍镜;(b)高倍镜

1.立方形细胞

2.高倍镜观察　单层立方上皮由一层近似立方形的细胞组成,排列紧密,细胞分界不明显,细胞质弱嗜酸性,染色浅;细胞核呈圆形,染紫蓝色,位于细胞中央(图 2-3(b))。

三、单层柱状上皮

材料与方法:犬小肠,HE 染色。

1.低倍镜观察　镜下可见切片一侧平坦,为外膜侧;另一侧凹凸不平,染成紫蓝色,有许多呈手指状结构的小肠绒毛,其内部有大量形态不一、体积较小的结缔组织细胞,表面为细胞排列比较规则的单层柱状上皮(图 2-4(a))。

2.高倍镜观察　可见上皮细胞中大部分是柱状细胞,其中夹杂少量杯状细胞(图 2-4(b))。

(1)柱状细胞　呈高柱状;细胞界限较清楚,细胞质呈粉红色;细胞核呈卵圆形,位于细胞近基

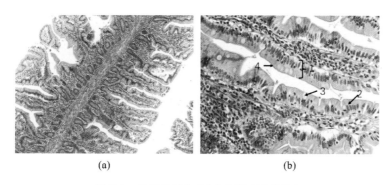

图 2-4　单层柱状上皮(犬小肠,HE 染色)

(a)低倍镜;(b)高倍镜

1.单层柱状上皮;2.柱状细胞;3.杯状细胞;4.纹状缘

底部;细胞游离面可见厚度均一的薄层红色结构,即纹状缘。

(2)杯状细胞　散在分布于柱状细胞之间,形似高脚酒杯;底部狭窄,含深染的细胞核,细胞核呈三角形或扁圆形;顶部膨大,充满黏原颗粒,因不染色,呈空泡状。

四、假复层纤毛柱状上皮

材料与方法:犬气管,HE 染色。

1.低倍镜观察　在气管管腔面可见一层染成蓝色的结构,即为假复层纤毛柱状上皮。

上皮较厚,细胞排列密集,分界不清,可见几层细胞核,呈紫蓝色(图 2-5(a))。

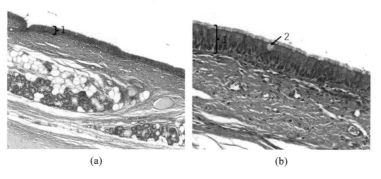

图 2-5　假复层纤毛柱状上皮(犬气管,HE 染色)

(a)低倍镜;(b)高倍镜

1.假复层纤毛柱状上皮;2.杯状细胞

2.高倍镜观察　上皮细胞的形态在切片上分辨不清,但可根据细胞核的位置及形态区别几种细胞(图 2-5(b))。

(1)柱状细胞　数量最多,呈高柱状,顶部较宽,达管腔面;细胞核呈椭圆形,多位于细胞上部、上皮浅层;细胞质呈粉红色;游离面密集、规则排列的细小突起为纤毛。

(2)梭形细胞　夹于其他细胞之间,胞体梭形;细胞核较细长,位于上皮中层。

(3)锥形细胞　位于上皮深部,胞体较小,呈锥形,顶部嵌在其他细胞之间;细胞核圆形,位于上皮深层。

(4)杯状细胞　形似小肠上皮内的杯状细胞,夹在其他细胞之间,其顶端达上皮表面,顶部膨大,充满黏原颗粒,因不染色,呈空泡状。

思考:纤毛和微绒毛在光学显微镜下的形态类似,它们的功能也相似吗?

长期吸烟者为什么易患慢性支气管炎?

Note

五、复层扁平上皮

材料与方法:犬食管,HE染色。

1.低倍镜观察 镜下找到管腔面,可见管腔面覆盖一层较厚的复层扁平上皮,上皮由多层细胞密集排列组成,基膜不明显。上皮基底侧的结缔组织呈乳头状突入上皮,使两者之间的连接处凹凸不平。基底部与深部结缔组织相连,呈波浪形,颜色较深;表面相对平坦,颜色稍浅(图2-6(a))。

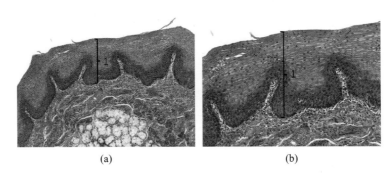

(a) (b)

图2-6 复层扁平上皮(犬食管,HE染色)

(a)低倍镜;(b)高倍镜

1.复层扁平上皮

2.高倍镜观察 由深至浅观察各层上皮细胞(图2-6(b))。

(1)基底层 从基底部依次向游离面观察细胞形态,基底层为一层矮柱状或立方形细胞,细胞界限模糊;细胞核为(卵)圆形;细胞质嗜碱性染色强于其他各层细胞。

(2)中间层 数层多边形细胞,细胞体积较大,界限清晰;近表层的细胞逐渐变为梭形;细胞质弱嗜酸性;细胞核呈椭圆形或圆形,居中。

(3)表层 细胞呈扁平状,界限不清;细胞质强嗜酸性;细胞核呈杆状或扁平,较小,染色深(固缩),表层有些细胞未见核;最表层有的细胞已开始和下方细胞脱离。

思考:人体哪些部位被覆有复层扁平上皮?

六、变移上皮

材料与方法:犬膀胱,HE染色。

1.低倍镜观察 载玻片上可有两张膀胱切片,薄的为扩张状态,厚的为收缩状态。切片上呈紫蓝色而较整齐的一侧为变移上皮。

(1)收缩状态 上皮较厚,细胞变高,细胞层数较多,有5~6层(图2-7(a))。

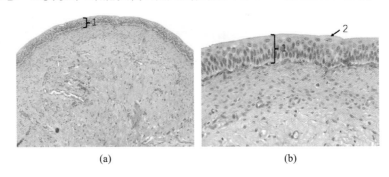

(a) (b)

图2-7 变移上皮(犬膀胱收缩状态,HE染色)

(a)低倍镜;(b)高倍镜

1.变移上皮;2.盖细胞

（2）扩张状态　上皮较薄，细胞变扁，细胞层数少，仅 2～3 层（图 2-8（a））。

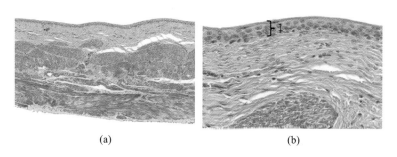

（a）　　　　　　　　（b）

图 2-8　变移上皮（犬膀胱扩张状态，HE 染色）
（a）低倍镜；（b）高倍镜
1.变移上皮

2.高倍镜观察

（1）收缩状态　上皮表层为一层大而厚的细胞，称为盖细胞，一个细胞可覆盖几个中间层细胞，细胞质丰富，有 1～2 个细胞核。中间层为数层多边形细胞，细胞质染色浅，细胞核小、呈圆形或椭圆形。基底层细胞较小，呈锥形或矮柱状（图 2-7（b））。

（2）扩张状态　盖细胞拉长呈扁梭形，中间层和基底层细胞形态也随之发生变化，且细胞层数变少（图 2-8（b））。

七、混合性腺

材料与方法：人下颌下腺，HE 染色。

1.低倍镜观察　可见组织内有许多大小不等，圆形、卵圆形或不规则的腺泡，以及导管切面。腺泡染色深浅不一，染色深者是浆液性腺泡，染色浅者是黏液性腺泡，另外可见深浅不一的混合性腺泡（图 2-9（a））。

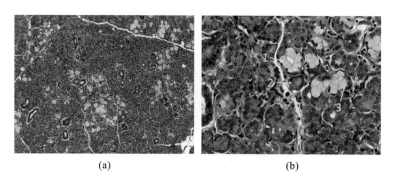

（a）　　　　　　　　（b）

图 2-9　腺上皮（人下颌下腺，HE 染色）
（a）低倍镜；（b）高倍镜
1.黏液性腺泡；2.浆液性腺泡；3.混合性腺泡

2.高倍镜观察

1）腺泡　由锥形的腺细胞围成，部分腺泡因为切到中央位而可见腺泡腔，也有些腺泡可见与导管相连。

（1）浆液性腺泡　呈圆形或卵圆形，由数个锥形的浆液性细胞围成。此细胞的细胞核圆，常位于细胞偏基底部；基底部细胞质因强嗜碱性而呈紫蓝色。

（2）黏液性腺泡　腺泡体积较大，由数个锥形的黏液性细胞围成。此细胞的核呈扁圆形、扁平月牙形，染色深，居细胞基底部。细胞质内含大量的黏原颗粒，核周的少量细胞质嗜碱性，其余细

思考题
参考答案

胞质几乎不染色,呈泡沫或空泡状。

(3)混合性腺泡 主要由黏液性细胞组成。数个浆液性细胞聚集在腺泡一侧,呈半月状排列,也称浆半月。

2)导管 管腔明显,上皮呈单层立方形或单层柱状。上皮细胞胞质均呈粉红色(图2-9(b))。

(张丽华)

第3章　固有结缔组织

学习目标

　　素质目标：通过学习了解疏松结缔组织铺片的制作、偶氮红和醛品红染色及银染的过程，加深学生对组织学专业技术的认识，使学生理解从不同的角度、利用不同的方法去认识世界才能获得更加全面的知识。

　　能力目标：能利用光学显微镜或数字切片系统识别巨噬细胞、肥大细胞、成纤维细胞、胶原纤维、弹性纤维、浆细胞、规则致密结缔组织、不规则致密结缔组织、白色脂肪组织等。

　　知识目标：掌握疏松结缔组织的显微结构；熟悉致密结缔组织、白色脂肪组织和网状组织的结构特点；了解肠系膜铺片的制作过程。

【实验内容】

一、疏松结缔组织

(一)疏松结缔组织(肠系膜铺片)

　　材料与方法：将台盼蓝注入大白鼠的腹腔，次日处死，取其肠系膜制作铺片，偶氮红和醛品红染色。

　　1.低倍镜观察　组织块大致呈长方形，结构疏松，纤维交织排列，细胞散在分布(图 3-1(a))。

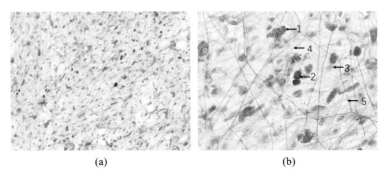

(a)　　　　　　　　　　　(b)

图 3-1　疏松结缔组织(肠系膜铺片,偶氮红和醛品红染色)

(a)低倍镜；(b)高倍镜

1.巨噬细胞；2.肥大细胞；3.成纤维细胞；4.胶原纤维；5.弹性纤维

　　2.高倍镜观察

　　(1)巨噬细胞　多呈椭圆形；细胞质内充满吞噬的粗大、蓝色的台盼蓝颗粒；细胞核小而圆，染色深(图 3-1(b))。

Note

思政：巨噬细胞在机体内如何发挥重要的免疫防御功能？为了保证机体健康，巨噬细胞像不像当社会出现疫情时逆向而行的医护人员？

（2）肥大细胞　呈圆形或卵圆形，常成群聚集；细胞质内充满粗大的嗜碱性颗粒；细胞核小而圆，居中，染色深，或被颗粒覆盖而观察不到（图3-1(b)）。

（3）成纤维细胞　胞体大，多突出，细胞界限不清楚；细胞质较丰富，弱嗜碱性；细胞核较大，呈卵圆形，染色浅，核仁明显（图3-1(b)）。

（4）胶原纤维　嗜酸性，呈粉红色。数量多，一般较粗，有分支，交织成网（图3-1(b)）。

（5）弹性纤维　被醛品红染成紫色。很细，有分支，末端常卷曲，交织成网（图3-1(b)）。

思考：疏松结缔组织的结构特征是什么？

肥大细胞有什么功能？

（二）疏松结缔组织

材料与方法：猫气管，HE染色。

1.低倍镜观察　气管壁由内向外依次为黏膜（上皮、固有层）、黏膜下层和外膜（图3-2(a)）。

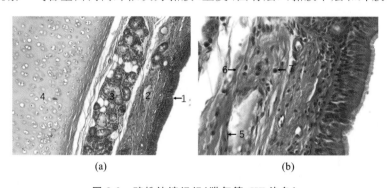

(a)　　　　　　　　(b)

图3-2　疏松结缔组织（猫气管，HE染色）

(a)低倍镜；(b)高倍镜

1.假复层纤毛柱状上皮；2.固有层；3.黏膜下层；4.透明软骨；5.成纤维细胞；6.胶原纤维；7.浆细胞

2.高倍镜观察　重点观察固有层中的疏松结缔组织（图3-2(b)）。

（1）成纤维细胞　常附着在胶原纤维旁，细胞轮廓不清楚；细胞核大，呈卵圆形，核仁明显。纤维细胞轮廓不清楚；细胞核小而细长，染色深。

（2）胶原纤维　断面呈不规则的团块或条索状，与弹性纤维不易区分。

（3）浆细胞　呈圆形或卵圆形；细胞质丰富，嗜碱性，细胞核旁有一浅染区；细胞核圆，常偏于一侧，异染色质常呈粗块状，从细胞核中心向核被膜呈辐射状分布。

思考：成纤维细胞为什么常附着在胶原纤维旁？

为什么气管固有层疏松结缔组织中有浆细胞分布？

二、致密结缔组织

（一）规则致密结缔组织

材料与方法：牛肌腱，HE染色。

1.低倍镜观察　肌腱纵切面呈长条形、红色，可见粗而直的粉红色胶原纤维束紧密平行排列，分布在胶原纤维之间的腱细胞胞核单行排列，呈蓝紫色（图3-3(a)）。

2.高倍镜观察　胶原纤维粗大，边界不清，其间夹杂有细长梭形的腱细胞胞核，腱细胞胞质不明显（图3-3(b)）。

思考：肌腱中胶原纤维独特的排列方式决定了肌腱具有什么功能特点？

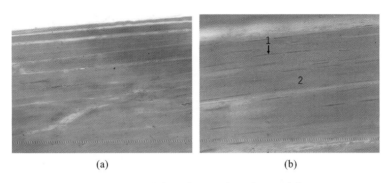

图 3-3　规则致密结缔组织(牛肌腱,HE 染色)

(a)低倍镜;(b)高倍镜

1.腱细胞;2.胶原纤维

(二)不规则致密结缔组织

材料与方法:人手指掌面皮肤,HE 染色。

1.低倍镜观察　皮肤组织呈半月形,突起的一面即为手指的掌面。掌面由外向内分为表皮、真皮及皮下组织,真皮由外向内分为乳头层和网织层(图 3-4(a))。

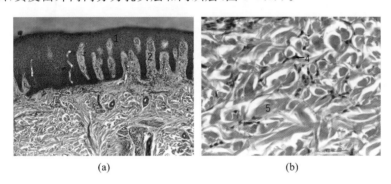

图 3-4　不规则致密结缔组织(人手指掌面皮肤,HE 染色)

(a)低倍镜;(b)高倍镜

1.表皮;2.乳头层;3.网织层;4.成纤维细胞;5.胶原纤维

2.高倍镜观察　重点观察网织层的不规则致密结缔组织。胶原纤维间散布一些成纤维细胞,细胞轮廓不清。胶原纤维可被切成各种不同形态的断面,提示它们在立体空间中呈不同的走向(图 3-4(b))。

思考:结合真皮的结构,解释人体皮肤为什么具有良好的弹性和韧性。

三、白色脂肪组织

材料与方法:人皮下组织,HE 染色。

1.低倍镜观察　白色脂肪组织被疏松结缔组织分隔成许多小叶,小叶内有成团的脂肪细胞,细胞呈空泡状。在小叶周围的结缔组织中,有血管、神经,可见其断面(图 3-5(a))。

2.高倍镜观察　可见脂肪细胞因排列紧密而呈椭圆形或多边形。细胞质内的脂滴在制作切片时被溶解,故形成一大空泡。细胞核呈椭圆形,染色较浅,被脂滴挤到细胞的一边。细胞质少,嗜酸性,亦被挤在细胞核周围呈新月形。脂肪细胞之间还分布有纤维细胞等(图 3-5(b))。

思考:白色脂肪组织的主要功能是什么?

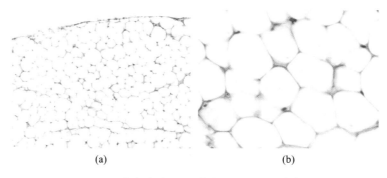

(a)   (b)

图 3-5　白色脂肪组织(人皮下组织,HE 染色)

(a)低倍镜;(b)高倍镜

四、网状组织

材料与方法:犬淋巴结,银染。

1.低倍镜观察　淋巴结呈棕黑色、椭圆形,找到结构较疏松、染色浅的部位观察网状纤维(图 3-6(a))。

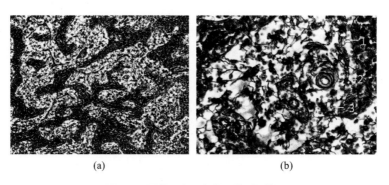

(a)   (b)

图 3-6　网状组织(犬淋巴结,银染)

(a)低倍镜;(b)高倍镜

1.网状纤维;2.网状细胞;3.淋巴细胞

2.高倍镜观察　网状纤维染成紫黑色,呈枯树枝状;网状细胞依附于网状纤维,呈星形多突起状;在网状纤维之间可见淋巴细胞(图 3-6(b))。

思考:网状组织的主要功能是什么?

(刘爱军)

思考题

参考答案

第4章 血液和血液的发生

学习目标

素质目标：通过观察血涂片寻找不同的血细胞，培养严谨、细致、科学和求实的态度；通过画图描述不同血细胞的大小、数量、分布及基本形态结构，培养总体布局理念、陶冶审美情操；通过理解不同血细胞的功能，能敬畏生命、热爱生命，培养高尚的职业道德。

能力目标：能利用光学显微镜或数字切片系统识别红细胞、中性粒细胞（杆状核和分叶核）、嗜酸性粒细胞、嗜碱性粒细胞、淋巴细胞、单核细胞、血小板。能鉴别不同白细胞并总结归纳、提出判断依据；能理解红细胞系和粒细胞系的发生过程。

知识目标：掌握血涂片中红细胞和各类白细胞的形态结构；熟悉血小板的形态结构。掌握血细胞的分类和计数正常范围。了解各类幼稚血细胞和骨髓结构的形态特点。

【实验内容】

一、血涂片

材料和方法：人外周血涂片，瑞特（Wright）染色。

1.低倍镜观察 可见大量圆形、粉红色、无细胞核的红细胞。红细胞间散布着胞体较大、形态多样、细胞核染成紫蓝色的白细胞。挑选白细胞较集中的区域，换用高倍镜对各类血细胞逐一仔细观察（图 4-1（a））。

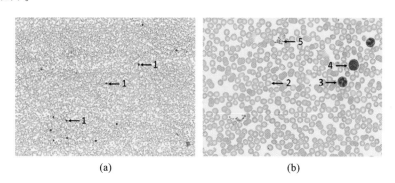

(a)   (b)

图 4-1 人外周血涂片（Wright 染色）

(a)低倍镜；(b)高倍镜

1.白细胞；2.红细胞；3.中性粒细胞；4.嗜酸性粒细胞；5.血小板

2.高倍镜观察

（1）红细胞 镜下主要细胞，较小（直径约 7.5 μm），多呈圆形；无细胞核；细胞质呈橘红色，且中央比周边染色浅。

Note

15

思考:如何通过光学显微镜下红细胞的二维形态来解释其双凹圆盘状的三维结构? 细胞质染成橘红色(嗜酸性)与细胞质内的什么结构有关?

思政:无偿献血的志愿者为什么要测血型? 血型与红细胞的什么结构有关? 我们不仅要有严谨细致的工作态度,还需要有无私奉献和救死扶伤的精神。

(2)白细胞　血涂片中可以区分5种不同类型的白细胞:中性粒细胞、嗜酸性粒细胞、嗜碱性粒细胞、淋巴细胞和单核细胞。前3种细胞质内有特殊颗粒,称为有粒白细胞;后2种细胞质内无特殊颗粒,称为无粒白细胞。鉴别点主要包括3个方面,首先是细胞整体情况(包括细胞大小、数量和形状),其次是细胞核特点(包括形态、染色及分叶特征),最后是细胞质特点(包括染色特征、特殊颗粒),各类白细胞大小可与红细胞比较(图4-1(b),图4-2)。

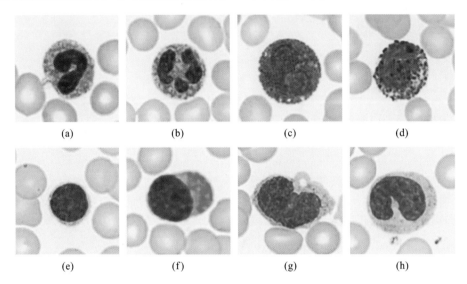

(a)　　　　　(b)　　　　　(c)　　　　　(d)

(e)　　　　　(f)　　　　　(g)　　　　　(h)

图4-2　人外周血涂片示白细胞(Wright 染色,油镜)
(a)中性粒细胞(杆状核);(b)中性粒细胞(分叶核);(c)嗜酸性粒细胞;(d)嗜碱性粒细胞;
(e)小淋巴细胞;(f)中淋巴细胞;(g)单核细胞(肾形核);(h)单核细胞(马蹄铁形核)

①中性粒细胞　数量最多的白细胞,体积比红细胞大(直径10~12 μm),呈圆形或卵圆形;细胞核形态多样,呈弯曲杆状(杆状核)或分为2~5叶(分叶核);细胞质呈浅红色,可见细小的紫红色嗜天青颗粒。

思考:为何中性粒细胞细胞质的特殊颗粒在光学显微镜下不明显,而嗜天青颗粒在光学显微镜下可以见到(尤其是油镜)?

杆状核中性粒细胞和不同分叶核中性粒细胞所占的比例,有什么临床意义? 中性粒细胞总数增高以及杆状核中性粒细胞比例升高,提示是细菌性感染还是病毒性感染,为什么?

②嗜酸性粒细胞　数量少于中性粒细胞,胞体较大(直径10~15 μm);细胞核以2~3叶多见;细胞质内充满粗大、均匀、鲜红色的嗜酸性颗粒。

③嗜碱性粒细胞　数量少而不易找到,细胞大小与中性粒细胞相近(直径10~12 μm);细胞核染色浅,常被颗粒掩盖而不明显;细胞质内可见大小不一、分布不均、染色深浅不等的蓝紫色嗜碱性颗粒。

思考:光学显微镜下如何区分中性粒细胞和嗜酸性粒细胞? 如何区分嗜碱性粒细胞和嗜酸性粒细胞?

嗜酸性粒细胞为何能够抗过敏?

④淋巴细胞　血涂片中可以观察到中、小淋巴细胞两种,数量较多。小淋巴细胞大小与红细胞相似(直径6~8 μm);细胞核圆,一侧常有浅凹,染色质粗、密集分布呈块状,染色深;细胞质极少,甚至不易分辨,强嗜碱性,呈蔚蓝色。中淋巴细胞比中性粒细胞略小(直径9~12 μm);核形多样(肾

形、卵圆形、马蹄铁形)，染色略浅；细胞质较小淋巴细胞多，呈蔚蓝色，含少量紫的嗜天青颗粒。

⑤单核细胞　体积最大(直径 14～20 μm)，呈圆形或卵圆形；细胞核形态与中淋巴细胞细胞核类似，呈肾形(肾形核)、马蹄铁形(马蹄铁形核)或扭曲折叠的不规则形，但细胞核内染色质较少，染色较浅，呈网格状；细胞质丰富，呈灰蓝色，含少量紫的嗜天青颗粒。

思考：光学显微镜下如何区分淋巴细胞和单核细胞？

(3)血小板　在血细胞之间，常聚集成群。少数单个存在的血小板呈现为不规则形的细胞质小块，中央含蓝紫色血小板颗粒，为颗粒区；周边呈极浅的灰蓝色，为透明区。

二、血细胞的发生

材料和方法：人骨髓涂片，Wright 染色。

1. 低倍镜观察　选择有核细胞多的区域，辨认红细胞系和粒细胞系不同阶段的结构：红细胞系历经原红细胞、早幼红细胞、中幼红细胞，晚幼红细胞，然后脱去胞核成为网织红细胞，入血后形成成熟红细胞。总的变化趋势：细胞和细胞核逐渐变小，核仁数量逐渐减少至消失，细胞核染色质逐渐浓缩致密，最终被排出细胞外；细胞质内核糖体逐渐减少(嗜碱性减弱)，而血红蛋白逐渐增多(嗜酸性)增强，线粒体和其他细胞器逐渐消失。粒细胞系 3 种粒细胞发育过程基本相同，均历经原粒细胞、早幼粒细胞、中幼粒细胞、晚幼粒细胞，随后分化为成熟的杆状核和分叶核粒细胞。

2. 高倍镜观察

(1)红细胞系(图 4-3)

①原红细胞　体积大；核质比大于 3/4；细胞质嗜碱性、呈蓝色，核周略浅染。

②早幼红细胞　体积略小；核质比大于 1/2，细胞核染色稍深；细胞质因存在大量的核糖体而嗜碱性稍强，核周浅染不明显。

③中幼红细胞　体积进一步减小，细胞质增加；核质比约为 1/2，细胞核染色较深，核仁消失；细胞质因血红蛋白增多而出现红蓝间染(嗜碱性与嗜酸性同时存在)。

④晚幼红细胞　体积更小；细胞核染色致密，核仁不明显；细胞质因存在大量的血红蛋白而呈红色。

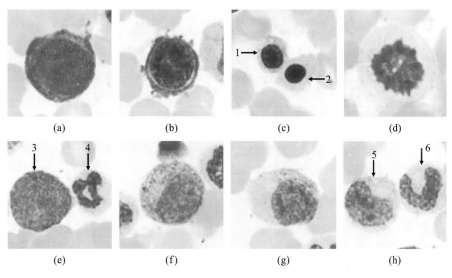

图 4-3　人骨髓涂片(Wright 染色，油镜)

(a)原红细胞；(b)早幼红细胞；(c)中幼红细胞(1)和晚幼红细胞(2)；(d)正在分裂的粒细胞；

(e)原粒细胞(3)和中性分叶核细胞(4)；(f)早幼粒细胞；(g)中幼粒细胞；(h)晚幼粒细胞(5)和杆状核中性粒细胞(6)

(2)粒细胞系(图 4-3)

①原粒细胞　体积较大；核质比大于 3/4，核仁可见；细胞质强嗜碱性且无颗粒。

②早幼粒细胞　体积略大于原粒细胞;细胞核呈卵圆形,核质比大于1/2;细胞质嗜碱性且出现大量蓝色的嗜天青颗粒。

③中幼粒细胞　体积比早幼粒细胞略小,细胞质增多;细胞核呈半圆形,核质比约为1/2,核仁消失,细胞质嗜碱性减弱,有少量嗜天青颗粒,特殊颗粒增加。

④晚幼粒细胞　体积接近成熟粒细胞大小;细胞核呈肾形,核仁消失,核质比进一步减小(小于1/2);细胞质嗜碱性极弱、呈淡红色,特殊颗粒多。

思考:为什么在骨髓涂片中常见到的是红细胞系和粒细胞系?

三、血细胞的来源

材料和方法:人红骨髓切片,HE染色。

1.低倍镜观察　红骨髓多分布在扁骨、不规则骨和长骨骨骺端的松质骨中,主要由造血组织和血窦构成,内可见大量脂肪细胞。

2.高倍镜观察

(1)造血组织　呈索状或岛屿状,主要由网状组织、基质细胞和造血细胞组成。组成网状组织的网状细胞与网状纤维构成造血组织的网架,网眼内充满不同发育阶段的各种血细胞(造血干/祖细胞,形态上可识别的原始、幼稚和成熟等不同阶段的血细胞)和巨噬细胞、成纤维细胞、脂肪细胞等骨髓基质细胞。

(2)血窦　形状不规则的毛细血管,窦壁衬贴有孔内皮,内皮间隙较大。在血窦附近常可见巨核细胞。巨核细胞是骨髓中体积最大的细胞,形状不规则,细胞核巨大呈分叶状,细胞质内已出现血小板颗粒(图4-4)。

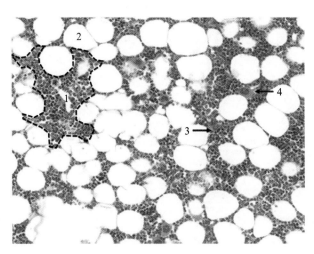

图4-4　人红骨髓切片(HE染色,高倍镜)
1.造血组织岛;2.脂肪细胞;3.血窦;4.巨核细胞

思考:红骨髓中血窦常在造血组织和巨核细胞周围可见的原因是什么?

思政:目前中华骨髓库是全世界第四大骨髓库,主要采集并提供捐献者的外周血干细胞,数百万志愿者的爱心汇集于此,正将生命的火种撒向世界。红骨髓中的造血干细胞如何到外周血中呢?

思考题
参考答案

(张巍)

第 5 章 骨 与 软 骨

学习目标

素质目标:了解骨切片或骨磨片制作流程,让学生明白每一张切片的来之不易,懂得珍惜和保护切片,学会理解和尊重制片技术人员的付出。通过观察软骨与骨相关切片,比较和总结不同组织的异同点,理解局部与整体的关系,掌握结构与功能相对应的概念。

能力目标:能利用光学显微镜或数字切片系统识别软骨膜、软骨细胞、软骨囊、同源细胞群。能识别并分辨透明软骨、弹性软骨和纤维软骨;能辨认骨膜、成骨细胞、骨细胞、破骨细胞、外环骨板、内环骨板、骨单位骨板、间骨板、骨单位;能在骨发生切片中识别分辨软骨储备区、软骨增生区、软骨成熟区、软骨钙化区和成骨区。

知识目标:掌握透明软骨的显微结构;熟悉弹性软骨和纤维软骨的显微结构。掌握骨组织的基本结构;熟悉骨密质的显微结构。掌握骨发生的基本过程。

【实验内容】

一、透明软骨

材料与方法:猫气管横切片,HE 染色。

1.低倍镜观察　按从软骨表面向中心的顺序观察(图 5-1(a))。

(1)软骨膜为软骨周边部的薄层致密结缔组织,呈粉红色。

(2)软骨组织可见大量均质、灰蓝色的软骨基质,其中有单个或成群的软骨细胞。

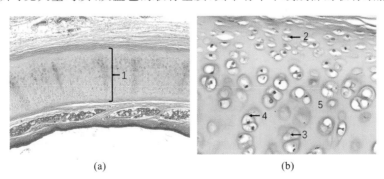

(a)　　　　　　　　　　(b)

图 5-1　透明软骨(猫气管,HE 染色)

(a)低倍镜;(b)高倍镜

1.透明软骨;2.幼稚软骨细胞;3.同源细胞群;4.软骨囊;5.软骨基质

思考:为什么软骨表层呈粉红色而深层呈深蓝色?

Note

19

2.高倍镜观察

（1）软骨膜中含有大量胶原纤维，胶原纤维之间有一些卵圆形或梭形的细胞核，细胞的胞质因与胶原纤维连在一起，多不易分辨。这些细胞在软骨膜浅部的多为纤维细胞，在深部的多为骨祖细胞，二者形态相似，在HE染色条件下不易分辨。贴近软骨组织表面的小而扁圆的细胞为幼稚软骨细胞，其周围有少量蓝灰色的软骨基质。

（2）软骨细胞 软骨组织浅部的幼稚软骨细胞较小，呈扁圆形，常单个分布。软骨组织中央的成熟软骨细胞大，呈圆形或椭圆形，2～6个成群分布，为同源细胞群。成熟软骨细胞细胞核圆，核仁明显；细胞质少，弱嗜碱性，可有空泡。软骨细胞所在的腔隙为软骨陷窝。陷窝周围的软骨基质呈强嗜碱性，为软骨囊(图5-1(b))。

二、弹性软骨

材料与方法：人耳郭，地衣红染色或醛品红染色。

1.低倍镜观察 切片中软骨呈条带状，被周围的疏松结缔组织包绕。与疏松结缔组织相比，弹性软骨内的细胞密度大，呈圆形或卵圆形，细胞之间有大量染色的弹性纤维(图5-2(a)、图5-3(a))。

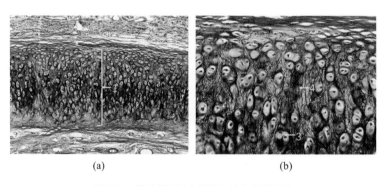

(a)   (b)

图5-2 弹性软骨(人耳郭，地衣红染色)

(a)低倍镜；(b)高倍镜

1.弹性软骨；2.幼稚软骨细胞；3.同源细胞群；4.弹性纤维

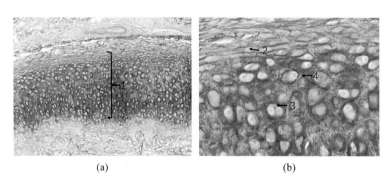

(a)   (b)

图5-3 弹性软骨(人耳郭，醛品红染色)

(a)低倍镜；(b)高倍镜

1.弹性软骨；2.幼稚软骨细胞；3.软骨囊；4.弹性纤维

2.高倍镜观察 表面有薄层软骨膜，基质中有大量染成紫红色的弹性纤维，互相交织成网。软骨细胞位于陷窝内，细胞质未被染色，呈空白状。在地衣红染色切片中软骨细胞的细胞核呈深褐色，而醛品红染色切片中细胞核呈浅紫色。两种染色方法都可以清楚显示软骨囊以及基质中丰富的弹性纤维(图5-2(b)、图5-3(b))。

三、纤维软骨

材料与方法：人椎间盘，HE 染色。

1. 低倍镜观察　可见整个纤维软骨的浅层和深层结构比较一致，不似透明软骨和弹性软骨的浅层和深层细胞大小和密度不同。纤维软骨中细胞较少、较小，散在分布于基质中（图 5-4(a)）。

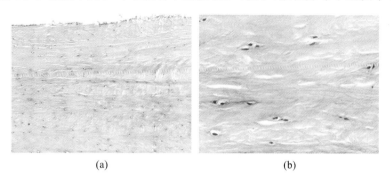

(a)　　　　　　(b)

图 5-4　弹性软骨（人椎间盘，HE 染色）
(a)低倍镜；(b)高倍镜

2. 高倍镜观察　基质中含有大量胶原纤维，纤维间有少量软骨细胞，细胞体积小，单个或两三个成群分布，细胞质以及其外的软骨囊不明显（图 5-4(b)）。

思考：在软骨组织中能找到血管吗？没有血管，软骨内部细胞的营养从哪来？

四、密质骨

材料与方法：人长骨骨干横断，骨磨片，硫堇染色或未染色。

1. 低倍镜观察　切面呈扇形，表面呈光滑的弧形，有平行排列的数层或十几层环形骨板，称为外环骨板。长骨骨髓腔侧不规则，为数层不规则的骨板，称为内环骨板。内环骨板与外环骨板之间可见大量比较规则的环形结构，为骨单位（哈弗斯系统），其中夹杂少量不规则的结构，称为间骨板。切片中还可见纵切或斜切的管道，即穿通管，可与中央管相通（图 5-5(a)，图 5-6(b)）。

思考：间骨板分布在哪里？间骨板是怎么形成的？

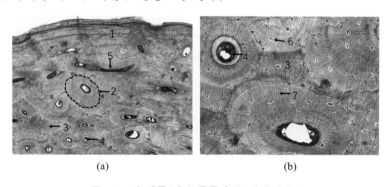

(a)　　　　　　(b)

图 5-5　密质骨（人长骨骨磨片，硫堇染色）
(a)低倍镜；(b)高倍镜
1.外环骨板；2.骨单位；3.间骨板；4.中央管；5.穿通管；6.骨陷窝；7.骨小管

2. 高倍镜观察　高倍镜下重点观察骨单位、骨陷窝和骨小管的结构特点（图 5-5(b)，图 5-6(b)）。

(1)骨单位　位于内、外环骨板间，呈圆形、卵圆形或不规则形，大小不一，在长骨横断面中占大部分空间。每个骨单位由数层骨单位骨板（哈弗斯骨板）围绕中央管呈同心圆排列构成。

(2)骨陷窝　骨细胞胞体所在的腔隙，呈椭圆形。骨陷窝按一定的规律沿各种骨板的方向

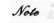

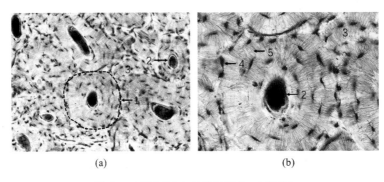

(a)   (b)

图5-6　密质骨(人长骨骨磨片,未染色)
(a)低倍镜;(b)高倍镜
1.骨单位;2.中央管;3.间骨板;4.骨陷窝;5.骨小管

排列。

（3）骨小管　容纳骨细胞突起的细管状结构,在骨磨片上呈从骨陷窝向周围发出的许多细小管道。相邻骨陷窝间的骨小管可以相连通,在每个骨单位表面,有折光性较强的黏合线,骨小管一般在此终止。

思考:在骨板间能看到血管吗? 骨细胞的营养来自哪里?

思政:骨小管间的连接像不像骨细胞手拉手围绕在中央管周围? 我们也要紧密团结在党中央周围,同心协力支撑起民族发展和复兴之大业。

五、长骨发生

材料与方法:新生儿指骨纵切片,HE染色。

1.低倍镜观察　周边为皮肤,中央为指骨。指骨两端膨大、染成紫蓝色的部分为骨骺软骨,中间红色细长的部分为骨干及骨髓腔。骨骺软骨从骨骺端向骨干的骨髓腔方向依次可以分为软骨储备区、软骨增生区、软骨成熟区、软骨钙化区和成骨区(图5-7)。

思政:软骨细胞,破骨细胞和成骨细胞在骨发生中的作用像不像一个社会不同人群的社会分工? 我们每个人都要各司其职,既要干好自己的本职工作,也要互相协调,以构建和谐而有活力的社会。

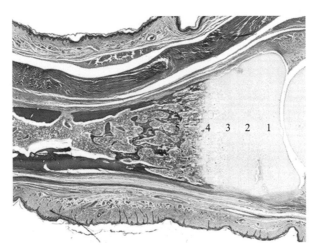

图5-7　长骨发生(新生儿指骨,HE染色,低倍镜)
1.软骨储备区;2.软骨增生区;3.软骨成熟区;4.软骨钙化区;5.成骨区

2.高倍镜观察

（1）软骨储备区　靠近关节面部位,占据较大范围,为透明软骨组织。软骨细胞数目多、体积小,散在分布,软骨基质弱嗜碱性。

（2）软骨增生区　软骨细胞逐渐增大,由卵圆形变为扁平形。同源细胞群的软骨细胞形成纵行的细胞柱。

（3）软骨成熟区　软骨细胞明显增大变圆,呈柱状排列,细胞质出现空泡。软骨细胞柱之间的软骨基质明显变薄,软骨基质中因有钙盐沉着,染色较深蓝。

（4）软骨钙化区　软骨细胞胞质呈空泡状,细胞核固缩;有的细胞已消失,留下空洞状的软骨陷窝,内可见破骨细胞。软骨基质强嗜碱性。

（5）成骨区　在蓝色、残存的软骨基质表面,被覆着薄层粉红色的新生骨组织,形成条索状的过渡型骨小梁,其表面有一层成骨细胞。成骨细胞呈单层排列,矮柱状,细胞核呈圆形,细胞质嗜碱性。过渡型骨小梁间的空隙为骨髓腔,与骨干的骨髓腔相连,内有红骨髓,含各种幼稚及成熟的血细胞及血窦。软骨钙化区的软骨陷窝中和过渡型骨小梁表面有破骨细胞。破骨细胞的胞体大而不规则,有数个深染的细胞核;细胞质嗜酸性,呈深红色(图 5-8)。

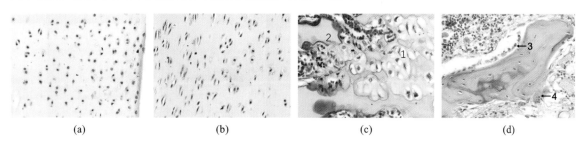

(a)	(b)	(c)	(d)

图 5-8　长骨发生(新生儿指骨,HE 染色,高倍镜)
(a)软骨储备区;(b)软骨增生区;(c)软骨成熟区与软骨钙化区;(d)成骨区
1.软骨成熟区;2.软骨钙化区;3.成骨细胞;4.破骨细胞

思考题

参考答案

（郭家松）

第6章 肌 组 织

学习目标

素质目标:培养敏锐的观察和分析能力,思考为什么不同肌纤维的形态特征会出现细微的差异,同时通过肌组织的学习培养健康中国理念。

能力目标:能利用光学显微镜或数字切片系统识别骨骼肌纤维、心肌纤维和平滑肌纤维的纵、横切面的显微结构;能辨认各类肌纤维的细胞核形态、位置和数量区别;能识别横纹、闰盘等结构。

知识目标:掌握骨骼肌纤维、心肌纤维和平滑肌纤维的显微结构;熟悉肌纤维的横、纵切面的区别;了解肌纤维结构与功能的关系。

【实验内容】

一、骨骼肌

材料与方法:兔骨骼肌,HE 染色。

1.低倍镜观察

(1)横切面　骨骼肌纤维呈红色,横切面大小不一,近似圆形或多边形,细胞周缘有蓝紫色细胞核,细胞质呈粉红色。包裹在每条骨骼肌纤维周围的薄层结缔组织为肌内膜,包裹在肌束表面的结缔组织为肌束膜,包裹在肌肉外面的结缔组织为肌外膜(图 6-1(a))。

(2)纵切面　骨骼肌纤维呈长带状,平行排列。骨骼肌纤维间有少量结缔组织,细胞质内可见明暗相间的周期性横纹(图 6-2(a))。

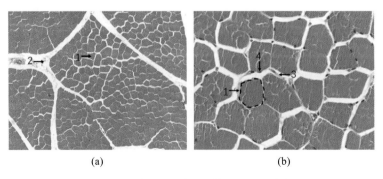

(a)　　　　　　　　　　　(b)

图 6-1　骨骼肌(兔骨骼肌横切面,HE 染色)

(a)低倍镜;(b)高倍镜

1.骨骼肌纤维;2.肌束膜;3.肌内膜;4.骨骼肌纤维细胞核

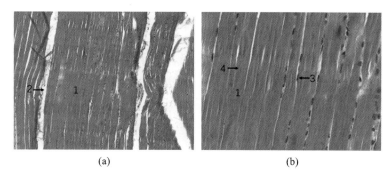

(a)　　　　　　　　　　　　(b)

图 6-2　骨骼肌(兔骨骼肌纵切面,HE 染色)

(a)低倍镜;(b)高倍镜

1.骨骼肌纤维;2.肌束膜;3.骨骼肌纤维细胞核;4.横纹

2.高倍镜观察

(1)横切面　骨骼肌纤维呈圆形或多边形,细胞周缘有数个染蓝紫色、呈圆形的细胞核。骨骼肌纤维内含有粉红色、被切成点状的肌原纤维(图 6-1(b))。

(2)纵切面　骨骼肌纤维纵行排列,少分支。每条骨骼肌纤维有多个细胞核,呈扁椭圆形,位于细胞周缘。细胞质内可见明暗相间的周期性横纹。骨骼肌纤维间有少量结缔组织(图 6-2(b))。

思考:观察纵切面,有些骨骼肌纤维的细胞核似乎不在细胞周边排列,其原因可能是什么?

思政:骨骼肌伸缩使我们拥有运动能力,生命在于运动,健康中国需要我们有强壮的体魄。

二、心肌

材料与方法:羊心脏,HE 染色。

1.低倍镜观察　心肌纤维呈红色,移动视野可见各种切面。

(1)横切面　心肌纤维呈圆形或不规则形,大小不等(图 6-3(a))。

(2)纵切面　心肌纤维呈不规则的短带状,有分支,相互连接。心肌纤维周边薄层结缔组织为肌内膜,含丰富的毛细血管(图 6-4(a))。

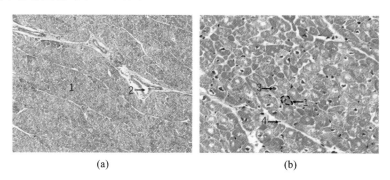

(a)　　　　　　　　　　　　(b)

图 6-3　心肌(羊心脏横切面,HE 染色)

(a)低倍镜;(b)高倍镜

1.心肌纤维;2.血管;3.心肌纤维细胞核;4.肌内膜

2.高倍镜观察

(1)横切面　有的心肌纤维中央可见圆形的紫蓝色细胞核,有的未切到细胞核。核周的细胞质染色浅,外周部的细胞质染色深,呈较均质的红色(图 6-3(b))。

(2)纵切面　心肌纤维呈短柱状,分支相互连接。细胞核呈卵圆形,1～2 个,位于细胞中央。核周细胞质丰富,染色浅,可见棕黄色的脂褐素颗粒。细胞质呈现明暗相间的横纹。相邻心肌纤维的连接处为闰盘,呈深红色的粗线样或阶梯状结构(图 6-4(b))。

Note

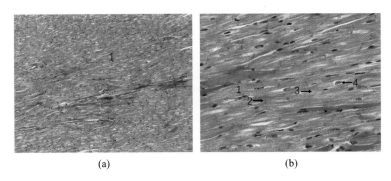

(a)　　　　　　　　　　　　(b)

图 6-4　心肌(羊心脏纵切面,HE 染色)

(a)低倍镜;(b)高倍镜

1.心肌纤维;2.闰盘;3.横纹;4.心肌纤维细胞核

思考:为何心肌纤维的细胞核周边存在脂褐素颗粒?

思政:生命不息、心跳不止。心肌纤维日复一日辛劳工作和奉献,创造了我们多彩的人生。

三、平滑肌

材料与方法:人回肠,HE 染色。

1.低倍镜观察　在肠壁外侧弧形面可见由平滑肌纤维形成的肌层,呈红色。平滑肌分为两层,在回肠横切面上,内侧为纵切效果,平滑肌纤维细长,排列成环形;外侧为横切效果,平滑肌纤维被切成点状、粗细不等的断面(图 6-5(a))。

2.高倍镜观察

(1)横切面　主要位于肌层外侧,平滑肌纤维呈大小不等的圆形或多边形;部分细胞中央可见紫蓝色细胞核,部分细胞未切到细胞核。

(2)纵切面　主要位于肌层内侧,平滑肌纤维呈长梭形,相互交错,密集排列;细胞核位于细胞中央,呈杆状或长椭圆形,染色较深;细胞质呈红色,无横纹(图 6-5(b))。

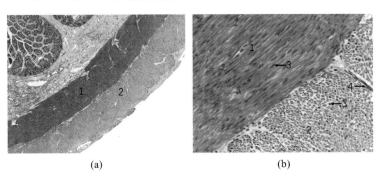

(a)　　　　　　　　　　　　(b)

图 6-5　平滑肌(人回肠,HE 染色)

(a)低倍镜;(b)高倍镜

1.平滑肌纤维纵切面;2.平滑肌纤维横切面;3.平滑肌纤维细胞核;4.肌束膜

思考:为什么镜下观察横切面发现平滑肌纤维大小不一,只有少量能看到细胞核?

(钱长晖)

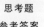
思考题

参考答案

第7章 神经组织

学习目标

　　素质目标:通过观察神经组织切片,培养学生将神经组织的形态学结构与正常人体的感知、运动功能或神经疾病等进行多向联系的意识。

　　能力目标:能通过光学显微镜或数字切片系统的使用,培养敏锐的观察能力;能分辨神经组织中各种神经元、神经胶质细胞、有髓神经纤维以及神经末梢并描述它们的组织学结构特点。

　　知识目标:掌握神经元和有髓神经纤维的显微结构;熟悉运动终板的显微结构;了解神经胶质细胞的分类和显微结构;了解各种感受器的显微结构。

【实验内容】

一、神经元

(一)多极神经元

材料与方法:猫脊髓横切片,HE 染色。

1.低倍镜观察 辨认脊髓的灰质和白质,以及灰质的前角和后角。注意灰质前角中有一些体积较大的细胞,呈紫蓝色,为多极神经元(运动神经元)的胞体(图 7-1(a))。神经元之间可见许多小而圆的细胞核,为神经胶质细胞细胞核。选择一个突起较多、胞体较大并切到细胞核的多极神经元在高倍镜下进行观察。

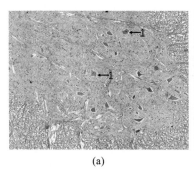
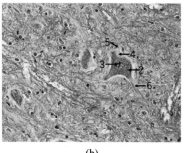

(a)　　　　　　　　　　　(b)

图 7-1　多极神经元（猫脊髓,HE 染色）

(a)低倍镜;(b)高倍镜

1.多极神经元胞体;2.尼氏体;3.细胞核及核仁;4.轴丘;5.轴突;6.树突

2.高倍镜观察 脊髓灰质前角可见多极神经元,胞体呈多角形,伸出数个突起(由于切片原因,仅见突起根部)。细胞核位于细胞中央,大而圆,染色浅,呈空泡状;核仁明显,呈圆形、紫红色。

Note

细胞质染浅红色,内含许多紫蓝色块状的尼氏体。突起的细胞质中含尼氏体者为树突,数量多;偶尔可见轴突,轴丘呈圆锥形,浅染,轴丘和轴突的细胞质中均无尼氏体。神经元周围染成紫蓝色的呈圆形或椭圆形的小细胞核,为神经胶质细胞细胞核,呈粉红色交织成网的纤维为神经纤维(图7-1(b))。

思考:为什么脊髓灰质内的多极神经元中看到的突起没有那么多呢?

为什么光学显微镜下看 HE 染色的神经胶质细胞的细胞质不染色?

（二）神经原纤维

材料与方法:猫脊髓灰质横切片,银染。

1.低倍镜观察 外形及内部结构与 HE 染色切片一致,但总体呈棕色。灰质部分颜色较深,可见许多呈棕黄色的体积较大的多极神经元和交织的丝状结构(神经元突起)(图 7-2(a))。在前角位置换高倍镜观察。

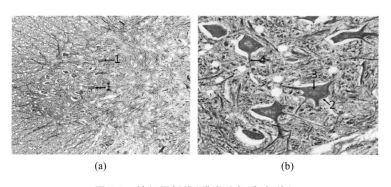

图 7-2 神经原纤维(猫脊髓灰质,银染)

（a）低倍镜；（b）高倍镜

1.多极神经元;2.多极神经元胞体;3.神经原纤维;4.神经元突起

2.高倍镜观察 可见神经元胞体与突起内均有棕黄色细丝状的神经原纤维,它们在胞体内交织成网状,也伸入树突和轴突,渐成平行排列(图 7-2(b))。

思考:电子显微镜下可看到神经原纤维由什么组成? 神经原纤维有什么功能?

（三）假单极神经元

材料与方法:犬脊神经节,HE 染色。

1.低倍镜观察 脊神经节表面包有结缔组织被膜,节内有许多大小不一、圆形的神经节细胞,为假单极神经元(图 7-3(a))。

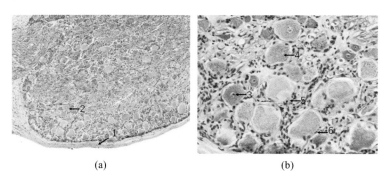

图 7-3 假单极神经元（犬脊神经节,HE 染色）

（a）低倍镜；（b）高倍镜

1.脊神经节的被膜;2.假单极神经元胞体;3.细胞核;4.尼氏体;5.轴突;6.卫星细胞

2.高倍镜观察 假单极神经元的胞体呈圆形或椭圆形;细胞核大而圆,呈空泡状,位于胞体中央,核仁圆形,呈紫色;胞质内含紫蓝色细颗粒状尼氏体。假单极神经元的轴突很难切到,偶见轴丘和轴突。每个假单极神经元的胞体周围都有一层扁平的神经胶质细胞,即卫星细胞,细胞核呈圆形,染色较浅(图 7-3(b))。

二、神经胶质细胞

材料与方法:猫大脑,银染。

1. 低倍镜观察 染色浅的部分为大脑灰质,染色深的部分为大脑白质(图 7-4(a))。

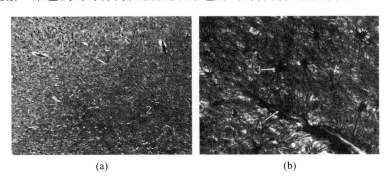

图 7-4 神经胶质细胞 (猫大脑,银染)

(a)低倍镜;(b)高倍镜

1.大脑灰质;2.大脑白质;3.纤维性星形胶质细胞;4.毛细血管

2. 高倍镜观察 大脑灰质中可见神经元的胞体及许多无明显突起的小胶质细胞或少突胶质细胞的胞体。有许多浅黑色突起的细胞为星形胶质细胞,星形胶质细胞分为以下两种。

(1)原浆性星形胶质细胞,多分布在大脑灰质,细胞的突起短而粗,分支较多。

(2)纤维性星形胶质细胞,多分布在大脑白质,细胞的突起细长,分支较少。星形胶质细胞的有些突起末端形成脚板,附在毛细血管壁上(图 7-4(b))。

思考:星形胶质细胞突起末端形成的脚板有什么作用?

三、有髓神经纤维

材料与方法:犬坐骨神经,HE 染色。

1. 低倍镜观察 镜下观察坐骨神经横切面和纵切面。横切面最外围的致密结缔组织为神经外膜,其内可见许多神经纤维束,呈圆形,大小不一,束间有结缔组织、脂肪组织和血管。每条神经纤维束的表面被多层扁平上皮细胞以及致密结缔组织包裹,构成神经束膜;神经纤维束内可见许多呈圆形的神经纤维横断面(图 7-5(a))。纵切面可见平行排列的神经纤维;束间有结缔组织、脂肪组织和血管(图 7-6(a))。

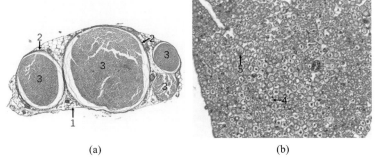

图 7-5 有髓神经纤维的横切面(犬坐骨神经,HE 染色)

(a)低倍镜;(b)高倍镜

1.神经外膜;2.神经束膜;3.神经纤维束;4.轴突;5.施万细胞的细胞核

Note

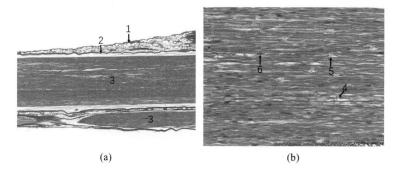

(a)　　　　　　　　　　(b)

图7-6　有髓神经纤维的纵切面（犬坐骨神经，HE染色）
(a)低倍镜；(b)高倍镜
1.神经外膜；2.神经束膜；3.神经纤维束；4.轴突；5.郎飞结；6.施万细胞的细胞核

2.高倍镜观察　横切面可见神经纤维横断面呈圆形，粗细不一；中央呈紫红色、圆形或不规则的点为轴突；轴突的周围是髓鞘，由于制片时髓鞘的脂类溶解，故呈絮状或红色网状结构；有的髓鞘外面可见施万细胞（神经膜细胞）新月形的细胞核（图7-5(b)）。每条神经纤维周围有很薄的结缔组织，即神经内膜。

纵切面可见神经纤维呈长条状，与神经纤维纵向垂直的紫红色短线条状的结构为郎飞结。一条紫红色的轴突横穿郎飞结，髓鞘位于轴突两侧，呈絮状或红色稀疏网状（图7-6(b)）。有的髓鞘外侧的细胞质染色较深的施万细胞内可见长椭圆形、染色较浅的细胞核。相邻两个郎飞结间的神经纤维为一个结间体，每个结间体由一个施万细胞包裹轴突而形成。

思考：有髓神经纤维的髓鞘和郎飞结在神经传导中起什么作用？

思政：临床上常见的一种中枢神经脱髓鞘疾病——多发性硬化症，典型临床症状包括视力障碍、运动障碍、认知和情感障碍、疼痛等。同学们要从现在开始学好基础知识，提高自身的切片观察鉴别能力、综合思考分析能力，为以后临床实践打下坚实的基础，为健康中国建设贡献一份力量。

四、神经末梢

（一）触觉小体

材料与方法：人手指掌面皮肤，HE染色。

1.低倍镜观察　切片中染紫红色的一侧为手指掌面皮肤的表皮，染色浅的一侧为真皮。真皮的结缔组织向表皮突出形成真皮乳头（详见第11章）。触觉小体一般位于真皮乳头内，触觉小体的长轴与表皮长轴垂直，为粉红色的卵圆形实心结构（图7-7(a)）。

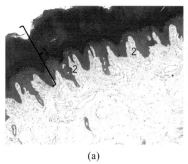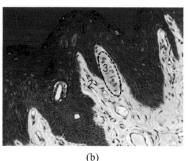

(a)　　　　　　　　　　(b)

图7-7　触觉小体（人手指掌面皮肤，HE染色）
(a)低倍镜；(b)高倍镜
1.表皮；2.真皮乳头；3.触觉小体

2.高倍镜观察　触觉小体呈卵圆形,被薄层结缔组织包裹,内有许多横列的扁平细胞,其中的神经纤维在 HE 染色切片上无法看清(图 7-7(b))。

思考:神经纤维在触觉小体内是怎样走行的? 用什么染色可以显示神经纤维?

（二）环层小体

材料与方法:人手指掌面皮肤,HE 染色。

1.低倍镜观察　环层小体位于真皮深层的皮下结缔组织内。环层小体体积较大,呈圆形、椭圆形或不规则形,呈同心圆排列(图 7-8(a))。

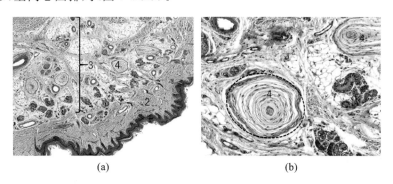

(a)　　　　　　　　　(b)

图 7-8　环层小体(人手指掌面皮肤,HE 染色)

(a)低倍镜;(b)高倍镜

1.表皮;2.真皮;3.皮下结缔组织;4.环层小体

2.高倍镜观察　环层小体的中心有一红色的圆点,为无髓神经纤维轴突的断面(HE 染色下很难辨认其中的轴突)。周围为许多层呈同心圆排列的扁平的上皮样成纤维细胞和少量纤维组成的结缔组织被囊(图 7-8(b))。

思考:环层小体的结构特点及其与功能的关系。

（三）运动终板

材料与方法:猫骨骼肌铺片,氯化金-甲酸浸染法。

1.低倍镜观察　骨骼肌纤维可呈淡紫蓝色,横纹清晰;神经纤维呈黑色线状,成束存在,每条神经纤维的分支末端贴附于骨骼肌纤维表面(图 7-9(a))。

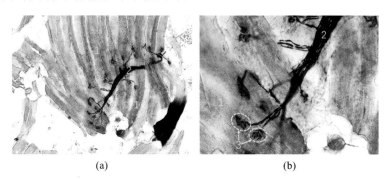

(a)　　　　　　　　　(b)

图 7-9　运动终板(猫骨骼肌铺片,氯化金-甲酸浸染法)

(a)低倍镜;(b)高倍镜

1.骨骼肌纤维;2.神经纤维;3.运动终板

2.高倍镜观察　骨骼肌纤维呈蓝黑色宽带状,细胞核未染色。神经纤维呈黑色。单根神经纤维末端分支膨大,呈爪状或葡萄状贴附着在骨骼肌纤维表面,两者共同构成运动终板(图 7-9(b))。

思考题
参考答案

（丁英）

Note

第8章 神经系统

【实验内容】

一、大脑

材料与方法：猫大脑，HE染色。

1. 低倍镜观察 切片周边深染部分为皮质，浅染部分为髓质。表面皮质凹陷形成沟，隆起处为回（图8-1(a)、(b)）。

(1)软脑膜 覆盖在大脑皮质表面，为薄层结缔组织，内含小血管。

(2)皮质 大脑皮质的神经元分6层排列，在HE染色中各层界限不明显，主要显示神经元的胞体、细胞核及神经胶质细胞细胞核，由外向内分层如下。

①分子层 位于表层，细胞少而小，排列稀疏，主要是水平细胞和星形细胞。

②外颗粒层 较薄，细胞密集，由许多颗粒细胞和少量小型锥体细胞构成，后者形态较清楚，胞体呈锥形。

③外锥体细胞层 较厚，细胞排列较稀疏，主要是中、小型锥体细胞，以中型占多数。

④内颗粒层 不明显，有颗粒细胞和少量锥体细胞。

⑤内锥体细胞层 主要由分散的大、中型锥体细胞构成。

⑥多形细胞层 较厚，有多种细胞散在分布，其中以梭形细胞为主。该层与内锥体细胞层和髓质的分界不清。

思考与思政：大到整个机体的不同系统和器官，小到器官里面的不同组织和细胞，是否都是有序分工、协同合作的团队精神典范？

(3)髓质 呈浅粉色，可见呈粉红色的神经纤维和深染的神经胶质细胞细胞核。

思考：为什么大脑HE染色切片中，皮质染色深而髓质染色浅？

2. 高倍镜观察 在大脑皮质各层观察神经元形态特征，最后在内锥体细胞层选一切面较完整的大型锥体细胞进行观察。其胞体呈锥形，细胞核圆，位于中央；胞体尖端发出顶树突（只见根部），伸向皮质表面；轴突自胞体底部发出，因切面关系不易见到（图8-1(c)）。

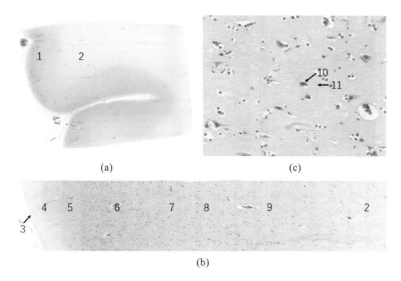

(a)

(c)

(b)

图 8-1 大脑皮质和髓质(猫大脑,HE 染色)

(a)全景图;(b)低倍镜;(c)高倍镜

1.皮质;2.髓质;3.软脑膜;4.分子层;5.外颗粒层;6.外锥体细胞层;7.内颗粒层;

8.内锥体细胞层;9.多形细胞层;10.锥体细胞的细胞核;11.顶树突

二、小脑

材料与方法:猫小脑,HE 染色。

1.低倍镜观察 小脑表面有许多叶片和沟。每个叶片的浅部较厚,呈粉红色,为分子层;深部呈紫蓝色,为颗粒层。叶片的中心部呈红色,为髓质(图 8-2(a))。

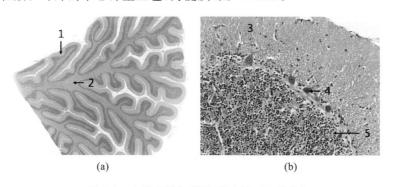

(a)

(b)

图 8-2 小脑皮质和髓质(猫小脑,HE 染色)

(a)低倍镜;(b)高倍镜

1.皮质;2.髓质;3.分子层;4.浦肯野细胞层;5.颗粒层

2.高倍镜观察

(1)软脑膜紧贴小脑表面,并伸入沟内,为薄层结缔组织,内含小血管。

(2)皮质由外向内分为明显的 3 层(图 8-2(b))。

①分子层 较厚,含大量呈粉红色的神经纤维;神经元少而分散,细胞核小、染色深,细胞质不明显,主要有星形细胞和篮状细胞。

②浦肯野细胞层 由一层浦肯野细胞的胞体构成;胞体硕大,呈梨形,细胞核大而圆,核仁明显;细胞顶端发出 2~3 条粗的主树突(只见根部)伸向分子层,轴突自胞体底部发出,不易见到。

③颗粒层 较厚,含极为密集的神经元胞体,种类不易区分。

(3)髓质 可见散在的神经胶质细胞细胞核。

Note

三、脊髓

材料与方法:猫脊髓横切片,HE染色。

1.低倍镜观察 先分辨白质和灰质,脊髓中央的空腔为脊髓中央管(图8-3(a))。

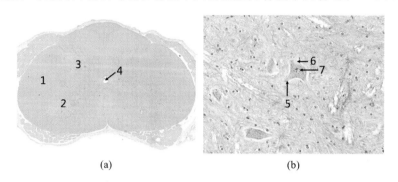

(a) (b)

图8-3 脊髓横切面(猫脊髓,HE染色)

(a)低倍镜;(b)高倍镜

1.白质;2.灰质前角;3.灰质后角;4.中央管;5.树突;6.轴丘;7.神经元的细胞核

2.高倍镜观察

(1)白质 可见大量粗细不一的有髓神经纤维和少量无髓神经纤维横切面,其间有神经胶质细胞细胞核。

(2)灰质 主要成分是多极神经元的胞体、神经纤维和神经胶质细胞。

①前角 宽大,神经元数量多、体积较大,多数是躯体运动神经元,细胞质内有丰富的尼氏体,呈块状(图8-3(b))。

②侧角 可见成群较小的交感神经元胞体(侧角仅出现在T1~L3节段的脊髓横切片中)。

③后角 细长,神经元较小、数量较少,分散排列。

思考与思政:张海迪身残志坚,高位截瘫却自学成材,担任中国残联主席。结合脊髓的功能,思考为什么有的高位截瘫患者无法站立,膝跳反射却正常?

四、脊神经节

材料与方法:犬脊神经节,HE染色。

1.低倍镜观察 呈椭圆形膨大的部分是脊神经节,与脊神经节相连的较细的部分是脊神经背根(图8-4(a))。

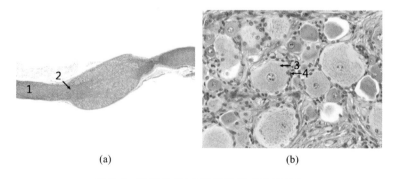

(a) (b)

图8-4 脊神经节(犬脊神经节,HE染色)

(a)低倍镜;(b)高倍镜

1.脊神经;2.有髓神经纤维;3.节细胞胞体;4.卫星细胞

2.高倍镜观察 神经节表面有由致密结缔组织构成的被膜,神经节内可见许多节细胞胞体,成群分布;节细胞群间有平行排列的有髓神经纤维(图 8-4(b))。

(1)节细胞　胞体多呈圆形,大小不等,大的胞体染色浅,小的胞体染色深;细胞核圆且居中,染色浅,核仁明显;细胞质内有许多细颗粒状的尼氏体。

(2)卫星细胞　每个节细胞胞体周围可见一层扁平或立方形的卫星细胞,其细胞核呈圆形或卵圆形,染色较浅,细胞质不明显。

(3)有髓神经纤维　节细胞群间可见许多有髓神经纤维的切面,用更高倍的物镜观察可以看到轴突和髓鞘,以及施万细胞的细胞核。

思考:为什么脊神经节的节细胞形态与大脑和脊髓中的神经元形态不一样?

思考题
参考答案

（王祥海）

第9章 循环系统

学习目标

素质目标:通过学习循环系统器官的正常组织结构,具备判断循环系统各器官正常或异常的能力,理解临床常见的心血管疾病,培养自学能力、综合分析能力。

能力目标:能利用光学显微镜或数字切片系统识别心内膜、心肌膜、心外膜、浦肯野纤维;能区分大动脉与大静脉、中动脉与中静脉,并识别大动脉的弹性膜,中动脉的内皮及内弹性膜;能在不同组织的切片中识别分辨出小动脉及小静脉、微动脉及微静脉、毛细血管。

知识目标:掌握心壁的显微结构;掌握大、中、小动脉的结构特点及其与功能的关系;掌握毛细血管的分类、结构特点及分布;了解静脉的结构特点。

【实验内容】

一、心壁

材料与方法:人心脏,HE 染色。

1. 低倍镜观察　心壁薄部为心房,心壁厚部为心室;二者交界处可见浅染、扭曲状的心瓣膜,表明该方位是心腔面。由心腔面向心包面观察心室壁、心房壁。心腔面一层呈浅粉色的薄层结构是心内膜;中间很厚、呈红色的是心肌膜;其外是心外膜,染色浅,有较多脂肪组织(图 9-1)。

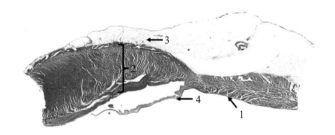

图 9-1　心壁纵切面(人心脏,HE 染色,全景图)
1.心内膜;2.心肌膜;3.心外膜;4.心瓣膜

2. 高倍镜观察

(1)心内膜　最内侧是一层内皮,其外侧是由结缔组织构成的内皮下层(图 9-2)。

①内皮　单层扁平上皮,表面光滑,位于心壁腔面。

②内皮下层　由结缔组织构成,分内、外两层。内层为致密结缔组织,外层又称心内膜下层,为疏松结缔组织,富含小血管、神经及心脏传导系统的分支(浦肯野纤维)。浦肯野纤维短而粗,形状不规则,呈现不同的切面;细胞核大,1~2 个,位于中央;肌质丰富,染色较浅,肌原纤维较少,分布于细胞周边;细胞间有较多闰盘。

（2）心肌膜 心壁中最厚的一层，可见各种切面的心肌纤维束，其间有少量结缔组织和丰富的小血管。心房肌较心室肌薄，其心肌纤维较细。

（3）心外膜 浆膜，是心包膜的脏层，较心内膜厚，由疏松结缔组织及间皮构成，可见小血管、神经纤维束和脂肪组织，偶见神经节。

（4）心瓣膜 由心内膜向腔内折叠而成的薄片状结构，表面覆盖内皮，中轴为致密结缔组织。

思考：心肌纤维的结构特点是什么？心肌纤维之间的特殊连接结构是什么？心肌的收缩受自主意识控制吗？

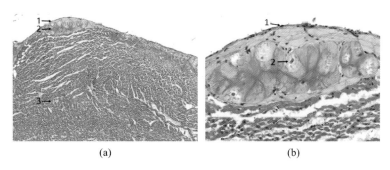

图 9-2　心内膜（人心脏，HE 染色）

（a）低倍镜；（b）高倍镜

1. 内皮；2. 浦肯野纤维；3. 心肌膜

思政：生命不息，循环不止。心脏是世界上最好的动力泵，兢兢业业，不眠不休地跳动着，可以保持血液在血管内循环不止，使身体的器官和组织得到充分的血液供应。所以心脏是不折不扣的"劳模"，心脏这种忠于职守、敬业奉献的精神，正是医学生必须尊崇的。

心脏一刻不停地跳动，才使得生命不息，而心脏疾病也是威胁人类健康的头号杀手，为唤起公众对心血管疾病的关注，世界心脏联盟将每年 9 月的最后一个星期日定为"世界心脏日"，呼吁人们摒弃不良的生活习惯，爱护心脏健康，守护每一次心跳。

二、大动脉

材料与方法：人主动脉，HE 染色。

1. 低倍镜观察 大动脉由腔面向外依次为内膜、中膜、外膜（图 9-3（a））。

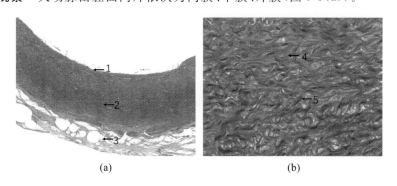

图 9-3　大动脉（人主动脉，HE 染色）

（a）低倍镜；（b）高倍镜

1. 内膜；2. 中膜；3. 外膜；4. 弹性膜；5. 平滑肌纤维

（1）内膜 由内皮和内皮下层构成。内皮由单层扁平上皮构成，衬于腔面。内皮下层为疏松结缔组织，含胶原纤维与少量平滑肌纤维。

（2）中膜 最厚，由数十层弹性膜和大量弹性纤维构成，弹性膜间有散在的平滑肌纤维和胶原纤维。弹性膜染色较浅。平滑肌纤维呈细长的梭形，细胞核染色深、呈长梭形，细胞质呈红色。

（3）外膜　较中膜薄，由疏松结缔组织构成，含营养血管、神经束和脂肪细胞。

思考：为什么心脏泵血是节律性的，而血液在动脉中的流动是连续性的？

为什么大动脉管壁厚而富有弹性？大动脉弹性降低会造成什么影响？

2.高倍镜观察　中膜内可见数十层呈波浪状平行排列、折光性强、淡粉色的弹性膜，弹性膜间有梭形的平滑肌纤维(图 9-3(b))。

三、大静脉

材料与方法：人下腔静脉，HE 染色。

1.低倍镜观察　管壁较薄，管腔不规则，管壁三层结构分界不明显(图 9-4(a))。

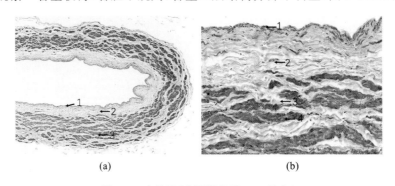

(a)　　　　　　　　　　(b)

图 9-4　大静脉(人下腔静脉，HE 染色)

(a)低倍镜；(b)高倍镜

1.内膜；2.中膜；3.外膜；4.平滑肌束

2.高倍镜观察　内膜较薄；中膜不发达，为数层排列疏松的环形平滑肌；外膜较厚，结缔组织中有较多纵行平滑肌束(图 9-4(b))。

四、中动脉与中静脉

材料与方法：人中动脉和中静脉，HE 染色。

1.低倍镜观察　壁厚、腔小而圆者为中动脉，壁薄、腔大而不规则者为中静脉(图 9-5)。

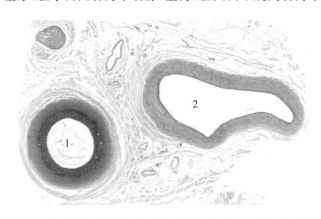

图 9-5　中动脉与中静脉(人中动脉与中静脉，HE 染色，低倍镜)

1.中动脉；2.中静脉

2.高倍镜观察

（1）中动脉

①内膜　有内皮和内皮下层；与中膜交界处可见 1～2 层呈波浪状、亮粉色的内弹性膜。

②中膜　较厚，由 10～40 层环形平滑肌纤维组成，细胞核常因肌纤维收缩而呈扭曲状。

③外膜　很厚，与中膜相连处有一些断续，较薄，呈粉红色，点、线状的弹性膜，其构成外弹性膜，总体比内弹性膜厚。外膜还含疏松结缔组织、营养血管及神经纤维束等（图 9-6(a)）。

思考：大动脉和中动脉结构上的区别有哪些？哪类血管更容易发生动脉硬化？

（2）中静脉　与中动脉对比观察，中静脉管壁内膜薄，内弹性膜不明显；中膜薄，仅有数层环形平滑肌纤维；外膜比中膜厚，由结缔组织构成，内含纵行平滑肌束（被横切）（图 9-6(b)）。

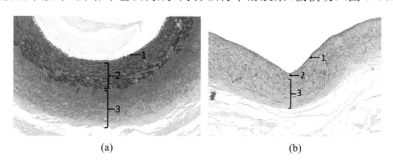

(a)　　　　　　　　　　　　(b)

图 9-6　中动脉与中静脉（人中动脉与中静脉，HE 染色，高倍镜）

(a)中动脉；(b)中静脉

1.内膜；2.中膜；3.外膜

思考：在组织切片中，常常可见静脉管腔内的红细胞数量多于动脉管腔，造成这种现象的原因是什么？

五、小动静脉、微动静脉和毛细血管

材料与方法：人精索，HE 染色。

1.低倍镜观察　小动脉和小静脉常伴行。小动脉管壁较厚，管腔小而圆；小静脉管壁较薄，管腔稍大而不规则。在周围的结缔组织中常可见微动脉、微静脉和毛细血管（图 9-7(a)）。

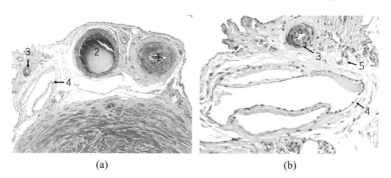

(a)　　　　　　　　　　　　(b)

图 9-7　小动静脉、微动静脉和毛细血管（人精索，HE 染色）

(a)低倍镜；(b)高倍镜

1.小动脉；2.小静脉；3.微动脉；4.微静脉；5.毛细血管

2.高倍镜观察

（1）小动脉　管径小，较粗的小动脉可见内弹性膜紧贴内皮（较细的小动脉无内弹性膜）；中膜有数层环形平滑肌纤维；外膜结缔组织与周围组织无明显界限。

（2）小静脉　与伴行的小动脉相比，其腔大、壁薄；中膜可见一至数层平滑肌纤维（层数明显少于相伴行的小动脉）。

（3）微动脉　管径比小动脉小，无内弹性膜，中膜由 1~2 层平滑肌纤维组成。

（4）微静脉　与伴行的微动脉相比，管壁薄，管腔大而不规则，内皮外侧有散在的平滑肌纤维。

（5）毛细血管　仅有一层内皮细胞，管腔小（图 9-7(b)）。

六、血窦

材料与方法:人垂体,HE 染色。

1. 低倍镜观察　在腺细胞的细胞团间可见大量充满红细胞的血窦(图 9-8(a))。

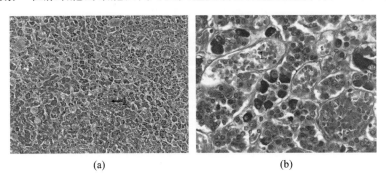

(a)　　　　　　　　　　　(b)

图 9-8　血窦(人垂体,HE 染色)
(a)低倍镜;(b)高倍镜
1.血窦

2. 高倍镜观察　血窦为窦状毛细血管,管腔大,形状不规则,管腔内可见红细胞(图 9-8(b))。

思考:毛细血管的哪些特征决定了它是物质交换的有利场所?

(胡晓芳)

思考题
参考答案

第10章 免疫系统

学习目标

素质目标:通过观察免疫系统各器官中组织结构特征,引导学生掌握人体结构与功能的对应关系,培养学生敬畏生命和热爱生命意识。

能力目标:能利用光学显微镜或数字切片系统识别胸腺被膜、小叶间隔及胸腺小叶,认清胸腺小叶的皮质和髓质的分布位置;能识别并分辨胸腺小体、胸腺上皮细胞和胸腺细胞。能辨认淋巴结切片中被膜、皮质淋巴窦、浅层皮质、副皮质区、髓索和髓窦的分布位置;能识别并分辨淋巴细胞、网状细胞和高内皮后微静脉。能识别脾脏切片中被膜、小梁、红髓和白髓的分布位置;能辨认动脉周围淋巴鞘、脾小体和脾窦。能识别扁桃体切片中上皮、隐窝和淋巴组织的分布位置;能辨认渗入上皮中的淋巴细胞。

知识目标:掌握淋巴结、脾脏的显微结构;熟悉胸腺的显微结构;了解扁桃体的显微结构。

思考:我们的身体依靠免疫系统抵御病毒感染,感染病毒后,你身体内的免疫细胞都在为你而战,如何提高免疫系统的功能? 如何增强免疫系统抵御病毒的能力?

【实验内容】

一、胸腺

材料与方法:人胸腺,HE 染色。

1.低倍镜观察 从胸腺表面向中心依次为被膜、小叶间隔及小叶,认清小叶的皮质和髓质的分布位置(图 10-1(a))。

(1)被膜 位于胸腺表面,由致密结缔组织构成,呈粉红色。被膜的结缔组织伸入实质形成小叶间隔,将实质分成许多胸腺小叶。

(2)胸腺小叶 由皮质和髓质两部分组成,有些相邻的胸腺小叶可见其髓质相连。

2.高倍镜观察

(1)皮质 由密集的胸腺细胞和散布的胸腺上皮细胞组成。胸腺细胞体积小,呈圆形,胞质少、嗜碱性,核染色深。胸腺上皮细胞数量较少,胞体不规则,有突起,胞质弱嗜酸性;核较大,呈卵圆形,染色浅,核仁明显。

(2)髓质 与皮质对比,髓质中胸腺细胞密度较低。可见大小不等、呈椭圆形或不规则形的粉红色结构,即胸腺小体。胸腺小体由数层扁平的胸腺上皮细胞按同心圆排列而成,细胞核多呈新月形,染色浅。有些胸腺小体中央的细胞已变性,核消失,胞质嗜酸性(图 10-1(b))。

思考:胸腺为实质性器官,实质性器官有哪些结构特点?

Note

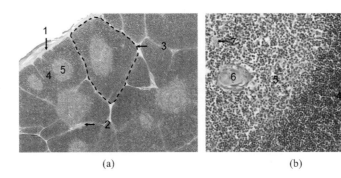

(a)   (b)

图 10-1 胸腺(人胸腺,HE 染色)

(a)低倍镜;(b)高倍镜

1.被膜;2.小叶间隔;3.胸腺小叶;4.皮质;5.髓质;6.胸腺小体;7.胸腺上皮细胞

二、淋巴结

材料与方法:人淋巴结,HE 染色。

1.低倍镜观察 淋巴结呈椭圆形。其表面被薄层、呈粉红色的被膜紧密包围。被膜下方呈深紫蓝色部分为皮质,中央浅色部分为髓质(图 10-2(a))。

(1)被膜及小梁 淋巴结被膜由致密结缔组织构成,有的部位可见结缔组织伸入实质形成小梁,切片上呈不同的断面。

(2)皮质 染色深,呈紫蓝色,由浅层皮质、副皮质区(胸腺依赖区)及皮质淋巴窦组成。

①浅层皮质 由淋巴小结和小结间弥散淋巴组织组成。

②副皮质区 位于皮质的深层,为厚度不一的弥散淋巴组织,与周围组织无明显界限。

③皮质淋巴窦 位于皮质与被膜之间及皮质与小梁之间,被膜下方的称为被膜下窦,小梁周围的则称为小梁周窦,窦内染色较浅,细胞较稀疏,低倍镜下不易辨认。

(3)髓质 淋巴结中心部,由髓索和髓质淋巴窦(髓窦)组成;髓索可见淋巴组织呈条索状排列,相互吻合成网,染色深,细胞密集;髓窦位于髓索之间以及髓索与小梁之间的淡染区,较皮质淋巴窦宽大。

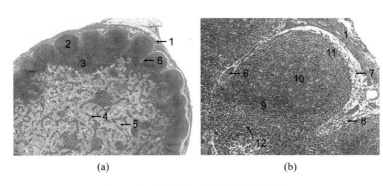

(a)   (b)

图 10-2 淋巴结(人淋巴结,HE 染色)

(a)低倍镜;(b)高倍镜

1.被膜;2.淋巴小结;3.副皮质区;4.髓索;5.髓窦;6.小梁;7.被膜下窦;8.小梁周窦;

9.淋巴小结暗区;10.淋巴小结明区;11.淋巴小结帽;12.高内皮微静脉

2.高倍镜观察

(1)淋巴小结 位于被膜下方,其数量因机能状态而异,通常见到的为次级淋巴小结,大小不等;小结周边染色较深,中央染色较浅部分为生发中心;有的淋巴小结在正中切面上可见小结帽,呈新月形覆盖在淋巴小结近被膜一侧;明区位于帽的深部,暗区位于明区的深部;在淋巴小结丰富的淋巴结中,被膜下方及淋巴小结间可见薄层弥散淋巴组织,与周围组织无明显界限。

(2)副皮质区 此区可见毛细血管后微静脉的纵断面或横断面,其特点是内皮细胞呈立方形,染色浅,有时可见正穿越管壁的淋巴细胞。

(3)皮质淋巴窦 包括被膜下方的被膜下窦和小梁周围的小梁周窦,二者互相连通。窦壁由扁平的内皮细胞围成,细胞核长而扁,胞质不清。窦内有淋巴细胞;游离的巨噬细胞,呈圆形或卵圆形,胞质嗜酸性;网状细胞,呈星形,突起相互连接,细胞核呈卵圆形,染色浅,核仁明显(图 10-2(b))。

思考:在有肿瘤细胞转移的淋巴结中,哪一个区域最容易发现肿瘤细胞,为什么?

三、脾脏

材料与方法:人脾脏,HE 染色。

1.低倍镜观察 表面呈粉红色的结构为被膜。在实质中可见散在的呈紫蓝色的圆形或椭圆形结构,即白髓;其余充填在白髓间的呈红色的部分主要为红髓(图 10-3(a))。

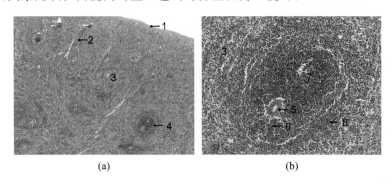

(a)   (b)

图 10-3 脾脏(人脾脏,HE 染色)

(a)低倍镜;(b)高倍镜

1.被膜;2.小梁;3.红髓;4.白髓;5.中央动脉;6.动脉周围淋巴鞘;7.脾小体;8.边缘区

2.高倍镜观察

(1)被膜与小梁 被膜较厚,由致密结缔组织构成,内含平滑肌纤维和弹性纤维;被膜表面覆有间皮;脾实质内可见小梁的不同断面,有的小梁内可见小梁动脉或小梁静脉。

(2)白髓 在脾实质内可见许多散在的呈紫蓝色的圆形或椭圆形结构,即白髓。白髓包括围绕中央动脉的动脉周围淋巴鞘和边缘区,有时可见脾小体。

①动脉周围淋巴鞘 在脾小体一侧可见 1~2 个小动脉,为中央动脉,其周围包绕的薄层密集淋巴组织,即动脉周围淋巴鞘。

②边缘区 位于白髓与红髓交界处,与红髓无明显界限,淋巴细胞较淋巴小结稀疏,但较红髓密集,此区的脾窦称为边缘窦。

③脾小体 即淋巴小结,位于动脉周围淋巴鞘一侧,小结中央可见生发中心;发育较大的淋巴小结也可见生发中心的明区与暗区(图 10-3(b))。

(3)红髓 位于白髓之间及白髓与小梁间的呈粉红色的部分,含有大量红细胞,由脾窦和脾索组成。脾窦为窦状毛细血管,窦腔为不规则形间隙,大小不等,窦壁衬有杆状内皮细胞,细胞核呈圆形,多突向窦腔。脾索由富含血细胞的淋巴组织构成,含较多 B 细胞、浆细胞、巨噬细胞和树突状细胞。

思考:器官移植术后患者常出现脾肿大,肿大的区域最有可能是哪部分,为什么?

四、扁桃体

材料与方法:人腭扁桃体,HE 染色。

1.低倍镜观察 表面呈紫蓝色的部分为上皮,可见上皮深陷形成扁桃体隐窝,上皮内侧有大量呈蓝色的淋巴组织,其间有大小不一的淋巴小结(图 10-4(a))。

Note

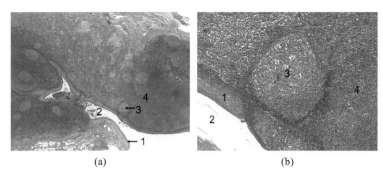

(a)   (b)

图 10-4 扁桃体（人腭扁桃体，HE 染色）

(a)低倍镜；(b)高倍镜

1.复层扁平上皮；2.扁桃体隐窝；3.淋巴小结；4.弥散淋巴组织

2.高倍镜观察   上皮为复层扁平上皮，上皮内可见少量染色较深的细胞核，其为侵入上皮中的淋巴细胞的细胞核。上皮内侧的固有层内有许多淋巴小结和弥散淋巴组织，有的淋巴小结可见生发中心(图 10-4(b))。

思考：相比咽扁桃体，腭扁桃体更易引发炎症，为什么？

思政：免疫系统是机体防御病原体侵袭的屏障，像敬爱的边防战士一样，用忠诚和坚守铸牢祖国的安全堡垒、以青春和热血守护伟大祖国母亲的繁荣昌盛。

（朱梅）

思考题
参考答案

第11章 皮　　肤

学习目标

素质目标：通过观察皮肤的相关切片，比较和总结皮肤各层的结构特点及与其附属器的关系，了解皮肤强大的屏障和再生功能是依靠哪些结构来实现的。

能力目标：能利用光学显微镜或数字切片系统识别皮肤的表皮、真皮及附属器；能识别并分辨表皮的基底层、棘层、颗粒层、透明层、角质层；能识别并分辨真皮的乳头层和网织层；能识别并分辨皮脂腺、立毛肌、指甲、汗腺的分泌部和导管。

知识目标：掌握皮肤的显微结构；了解皮肤附属器的显微结构。

【实验内容】

一、指皮

材料与方法：人手指掌面皮肤，HE 染色。

1. 低倍镜观察　表面呈深红色、深部呈紫蓝色的为表皮，其下方染色较浅的部分为真皮和皮下组织(图 11-1(a))。

(1)表皮　角化的复层扁平上皮，较厚，基底部凹凸不平，与真皮分界清楚。呈深红色部分为角质层，深部呈紫蓝色的部分为表皮的其他各层。

(2)真皮　可分为乳头层和网织层，有汗腺导管穿过(图 11-1(b))。

①乳头层　深入表皮基底面，由薄层疏松结缔组织构成，胶原纤维较细，突向表面形成乳头状隆起，称为真皮乳头，其内毛细血管较丰富，有的可见触觉小体。

②网织层　乳头层下方较厚的致密结缔组织，可见不同切面粗大的胶原纤维；深层可见汗腺，从真皮深层到浅层可见断续的汗腺导管不同切面；此层可见较多的血管、淋巴管和神经，深部常见环层小体。

思考：皮肤的屏障功能主要由哪几层实现？

2. 高倍镜观察

(1)表皮　由基底至表面可分为 5 层(图 11-2(a))。

①基底层　由一层矮柱状的基底细胞构成，细胞质嗜碱性较强、呈蓝色，细胞核呈椭圆形。

②棘层　在基底层的浅侧，由数层较大的多边形细胞构成；细胞质弱嗜碱性；细胞核浅染。此层有一些细胞质清亮、细胞核椭圆深染的圆形细胞，为朗格汉斯细胞。

③颗粒层　由数层梭形的细胞构成；细胞质内含有强嗜碱性透明角质颗粒，呈深蓝色；细胞核浅染或退化消失。

④透明层　较薄，由数层扁平细胞构成；细胞界限难以分辨；胞质嗜酸性，呈均质状、深红色；细胞核已消失。

Note

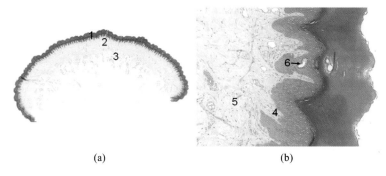

图 11-1　指皮（人手指掌面皮肤，HE 染色）

(a)全景图；(b)低倍镜

1.表皮；2.真皮；3.皮下组织；4.真皮乳头层；5.真皮网织层；6.汗腺导管

⑤ 角质层　较厚，由多层扁平角质细胞构成，细胞分界不清楚；细胞质嗜酸性，呈粉红色；细胞核已消失；有时可见汗腺导管的断面。

(2)汗腺　由分泌部和导管两部分组成。分泌部位于真皮深层和皮下组织中，其分泌物进入导管。导管从深部向浅层走行，穿行于表皮并开口于表皮的汗孔。

①分泌部　腺腔小，由 1～2 层矮柱状细胞围成，细胞染色较浅；细胞核圆，位于近细胞基底部；腺细胞与基膜之间可见肌上皮细胞（图 11-2(b)）。

②导管　由 2 层深染的立方形细胞构成。

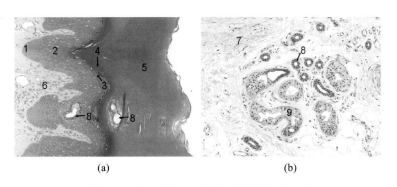

图 11-2　指皮（人手指掌面皮肤，HE 染色，高倍镜）

(a)表皮及真皮乳头层；(b)真皮网织层

1.基底层；2.棘层；3.颗粒层；4.透明层；5.角质层；6.真皮乳头层；

7.真皮网织层；8.汗腺导管；9.汗腺分泌部

思考：指皮上是否有皮脂腺？指纹采集成分中的皮脂是怎么来的？

二、头皮

材料与方法：人头皮，HE 染色。

1.低倍镜观察　表皮较薄，染色深，可见毛干（图 11-3(a)）；染色浅且较厚者为真皮，其中可见毛囊。

2.高倍镜观察　表皮为角化的复层扁平上皮，较薄，染色深，能分辨出基底层、棘层和角质层，可见毛干；真皮较厚，由结缔组织构成，含有毛、皮脂腺及汗腺等皮肤附属器（图 11-3(b)，图 11-4）。

(1)表皮　基底层细胞中可见较多的棕黄色颗粒；棘层比指皮的棘层薄；透明层和颗粒层不明显；角质层很薄，呈粉色。

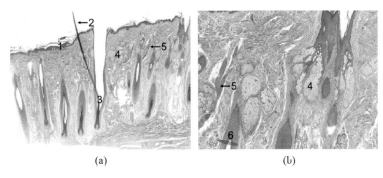

图 11-3　头皮(人头皮,HE 染色)

(a)低倍镜;(b)高倍镜

1.表皮;2.毛干;3.毛根;4.皮脂腺;5.立毛肌;6.毛囊

(2)皮肤附属器

①毛　毛干露在皮肤外部,有的已脱落;毛根位于毛囊内,长带状,呈棕黄色,末端膨大,底面有内凹,有结缔组织突入,称为毛乳头,其中可见血管和神经;毛母质及其上方的细胞中含有黑素颗粒;毛囊包裹毛根,分两层,内层与表皮深层连续,由多层上皮细胞构成,为上皮根鞘,即上皮性毛囊;外层由结缔组织构成,为结缔组织鞘,即结缔组织性毛囊。

②皮脂腺　位于毛囊的一侧,分泌部呈泡状,染色浅;导管短,与毛囊相连。分泌部周边细胞小,越向中心细胞越大(呈多边形)、胞质染色越浅、含有的空泡越多。导管由 2 层上皮细胞构成。

③立毛肌　在皮脂腺内侧可见斜行的平滑肌束,即立毛肌,一端与真皮浅层相连,另一端与毛囊相连。

④汗腺　与指皮中所见的相同。

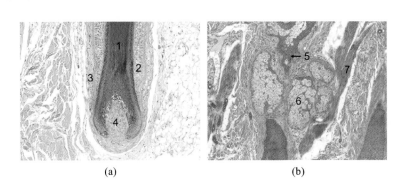

图 11-4　皮肤附属器(人头皮,HE 染色,高倍镜)

(a)毛囊与毛根(b)皮脂腺与立毛肌

1.毛根;2.上皮根鞘;3.结缔组织鞘;4.毛乳头;5.皮脂腺导管;

6.皮脂腺分泌部;7.立毛肌

思考:皮肤的上皮细胞中,仅表皮基底层的细胞有再生能力吗?

三、指甲

材料与方法:人手指远端,HE 染色。

1.低倍镜观察　深染的一侧为手指的掌面,浅染的平滑一侧为指甲(图 11-5(a))。

2.高倍镜观察　指甲外露的部分为甲体;下方起支撑作用的皮肤是甲床,由未角化的复层扁平上皮及其下方的真皮组成。甲体近侧埋入皮肤内的部分为甲根,周围的复层扁平上皮为甲母

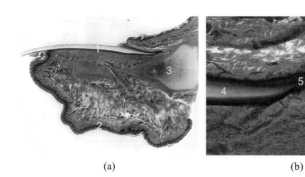

(a)　　　　　　　　　　　　(b)

图 11-5　指甲(人手指远端,HE 染色)

(a)低倍镜;(b)高倍镜

1.指甲;2.指皮;3.指骨;4.甲根;5.甲母质

质;甲体远侧为厚表皮,即角化复层扁平上皮。靠近甲母质、远离甲体一侧可见末端指骨(图 11-5
(b))。

思考:如果因治疗需要拔除指甲,应尽可能保护哪些结构,才能达到最理想的预后效果?

思政:皮肤是人体面对复杂纷乱的世界的第一道防御屏障,既要保护机体免受外部的理化因
素的侵袭,又要维持内部的水、电解质、温度等方面的平衡。就像杰出的医学前辈们,对外显示出
精湛的职业技能,内心有医者敬畏生命、关爱患者的使命感,如此才能成为真正的医学专业人才,
为人类的健康事业构筑一道坚固的防线。

(穆寅东)

思考题

参考答案

第12章 眼 和 耳

学习目标

  素质目标：通过对眼与耳显微结构的观察，了解眼与耳疾病的组织学基础，培养尊重与关心眼、耳疾病人群的职业素养并积极探索视、听觉疾病科技前沿。

  能力目标：能利用光学显微镜或数字切片系统识别眼球壁的各层结构，包括角膜、虹膜、睫状体及视网膜；能在内耳切片中识别并分辨螺旋器、椭圆囊斑、球囊斑及壶腹嵴。

  知识目标：掌握眼球壁的组成及各层的组织结构，重点掌握视网膜的结构和功能；掌握内耳的结构和功能；熟悉内耳椭圆囊斑、球囊斑及壶腹嵴的结构和功能。

【实验内容】

一、眼球

  材料与方法：猴眼球（水平切面），HE 染色。

  1. 低倍镜观察 首先分辨眼球壁的三层结构：纤维膜（角膜和巩膜）、血管膜（虹膜、睫状体和脉络膜）和视网膜。眼球内可见晶状体，晶状体后方透明区域为玻璃体；晶状体前方透明区域为眼房，被虹膜分为眼前房和眼后房，两者借虹膜中央的瞳孔相连。有些切片还可见眼球后部向外的一个隆起，为视神经（图 12-1）。

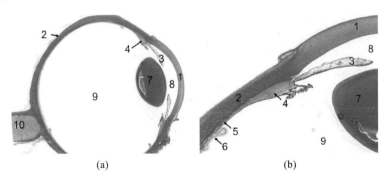

图 12-1 眼球（猴眼球，水平切面，HE 染色）

（a）全景图；（b）低倍镜

1. 角膜；2. 巩膜；3. 虹膜；4. 睫状体；5. 脉络膜；6. 视网膜；
7. 晶状体；8. 眼房；9. 玻璃体；10. 视神经

  2. 高倍镜观察 在低倍镜下分辨并定位各部分后依次改为高倍镜观察细节。

  1）纤维膜 从前向后依次分为角膜和巩膜 2 部分。

  （1）角膜 位于眼球前方，略向前凸出，呈粉红色，由前向后依次分为 5 层：①角膜上皮：未角

Note

49

化的复层扁平上皮。②前界层:一层呈粉红色的均质薄膜。③角膜基质:最厚,由多层与表面平行的胶原板层构成,层间有扁平的成纤维细胞。④后界层:一层比前界层更薄的均质膜。⑤角膜内皮:单层扁平或立方上皮(图 12-2(a))。

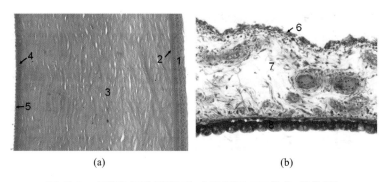

(a)   (b)

图 12-2　角膜和虹膜(猴眼球,水平切面,HE 染色,高倍镜)

(a)角膜;(b)虹膜

1.角膜上皮;2.前界层;3.角膜基质;4.后界层;5.角膜内皮;

6.前缘层;7.虹膜基质;8.虹膜上皮

(2)巩膜　与角膜相连,位于角膜后方,由致密结缔组织组成。角膜边缘处有球结膜附于巩膜表面。球结膜上皮基底面不平坦,下方为疏松结缔组织。巩膜与角膜交界部分称为角膜缘,此处巩膜向前内侧伸出一较短的嵴状突起,为巩膜距,其内侧有小梁网,后端有睫状肌附着。角膜缘内侧有巩膜静脉窦,窦腔较大、不规则,多呈细长裂隙(图 12-3)。

思考:角膜透明的原因是什么?

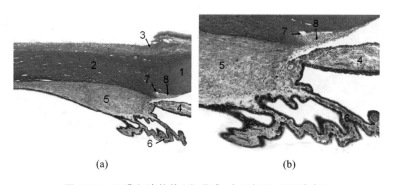

(a)   (b)

图 12-3　巩膜和睫状体(猴眼球,水平切面,HE 染色)

(a)低倍镜;(b)高倍镜

1.角膜;2.巩膜;3.角膜缘;4.虹膜;5.睫状体;6.睫状突;7.巩膜静脉窦;8.小梁网

2)血管膜　从前向后依次分为虹膜、睫状体和脉络膜 3 部分。

(1)虹膜　位于角膜和晶状体之间的环形薄膜,根部与睫状体相连,由富含血管和色素细胞的疏松结缔组织构成。虹膜由前向后可分为 3 层:①前缘层:高低不平;由一层不连续的成纤维细胞和黑素细胞组成,黑素细胞内充满黑素颗粒。②虹膜基质:较厚,为富含血管和黑素细胞的疏松结缔组织。近瞳孔缘处平滑肌为瞳孔括约肌,肌纤维多被横切。③虹膜上皮:前层由肌上皮细胞(瞳孔开大肌)组成,后层由立方形的色素上皮细胞组成,色素上皮细胞较大,充满黑素颗粒(图 12-2(b))。

(2)睫状体　切面为三角形,自虹膜根部向后延续,并与脉络膜相连。前内侧的睫状突表面有半透明的睫状小带连于晶状体。睫状体由前向后分为 3 层:①睫状肌:从外向内依次为纵行、放射状和环行三种走向的平滑肌,肌纤维间夹有黑素细胞。②基质:很薄,为富含血管和黑素细胞的结缔组织。③睫状体上皮:外层由立方形的色素上皮细胞组成,内层由立方形的非色素上皮细胞组成,内层染色浅(图 12-3)。

思考：你知道在检查视力前需要散瞳的原因是什么吗？

（3）脉络膜 位于睫状体之后、巩膜内侧，为富含血管和色素细胞的疏松结缔组织（图 12-4）。脉络膜的最内层是一均质浅色薄膜，即玻璃膜。

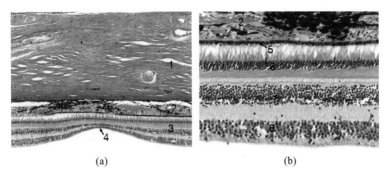

（a）   （b）

图 12-4 脉络膜和视网膜（猴眼球，水平切面，HE 染色）

（a）低倍镜；（b）高倍镜

1.巩膜；2.脉络膜；3.视网膜；4.中央凹；5.色素上皮层；6.视细胞层；

7.双极细胞层；8.节细胞层

3）视网膜 眼球壁的最内层，广义上分为感光部分和非感光部分。感光部分又称视网膜视部，由外向内分为 4 层：①色素上皮层：由单层立方色素上皮细胞构成。②视细胞层：此层中部，大量视细胞的核密集排列，细胞核小而圆，深染；视细胞的外突伸向色素上皮层，内突短、呈淡粉色。③双极细胞层：也有大量细胞核聚集排列，但比视细胞层薄而稀疏，不易分辨胞体和突起。④节细胞层：稀疏的节细胞的核排列于一层，细胞核较大，细胞界限不清。部分切片的视网膜上可见黄斑的中央凹。黄斑位于眼球后极，正对视轴处，中央有一个浅凹，即中央凹。此处只有色素上皮细胞与视锥细胞，后者与双极细胞和节细胞形成一对一联系，故能精确传导视觉信号；此处双极细胞与节细胞均向外周倾斜，从而形成局部凹陷（图 12-4）。

思考：为什么黄斑中央凹是视觉最敏锐的部分？

4）晶状体 位于虹膜后方，是屈光装置的重要结构，呈椭圆形、深红色，由表及里分为 3 层：①晶状体囊：晶状体表面呈淡粉色的均质薄膜。②晶状体上皮：分布于晶状体前表面、晶状体囊的内侧，为单层立方上皮。③晶状体纤维：组成晶状体实质的大部分。在赤道部周边，可见晶状体上皮细胞逐渐变成长柱状晶状体纤维；新形成的晶状体纤维纵轴与表面平行，环层排列，构成晶状体皮质；中心部的晶状体纤维排列致密，细胞核多消失，融合成均质状，为晶状体核（图 12-5）。

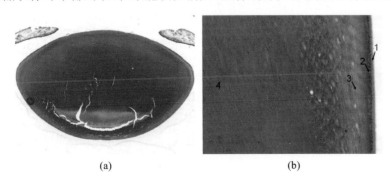

（a）   （b）

图 12-5 晶状体（猴眼球，水平切面，HE 染色）

（a）低倍镜；（b）高倍镜

1.晶状体囊；2.晶状体上皮；3.晶状体纤维；4.晶状体核

5）玻璃体 位于晶状体后方，是屈光装置之一。由于其胶体多在制片过程中流失，故在切片中看不到此结构。

二、眼睑

材料与方法：人眼睑（矢状切面），HE染色。

低倍镜观察 自皮肤向内依次观察（图12-6）。

（1）皮肤 结构与体表皮肤相同，较薄，在睑缘部有睫毛，毛囊的一侧有睑缘腺，为皮脂腺；睑缘部皮下组织中的汗腺腺腔较大，即睫毛腺。

（2）皮下组织 薄层疏松结缔组织，脂肪细胞较少。

（3）肌层 可见粗大的骨骼肌束被横切，为眼轮匝肌。

（4）睑板 由致密结缔组织构成，染色浅且均匀。睑板内可见变形的皮脂腺，称睑板腺。睑板腺由大量染色浅的腺泡和染色深的导管组成，导管开口于睑缘附近。

（5）睑结膜 复层柱状上皮，在睑缘部与皮肤移行，上皮下有薄层结缔组织。

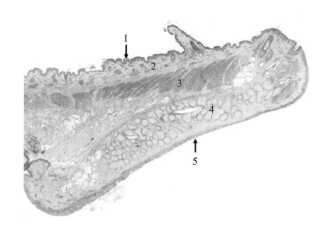

图12-6 眼睑（人眼睑，矢状切面，HE染色，全景图）
1.皮肤；2.皮下组织；3.肌层；4.睑板；5.睑结膜

三、内耳

（一）耳蜗

材料与方法：豚鼠内耳，标本以酸液进行脱钙，通过耳蜗蜗轴纵切的切片，HE染色。

1.低倍镜观察 可见外形似蜗牛壳的耳蜗，中央呈粉红色锥体状的结构为蜗轴，其两侧圆形的切面为膜蜗管。耳蜗周围呈浅紫蓝色的组织为颞骨的骨组织，其中有半规管和（或）前庭的切面（图12-7（a））。

（1）蜗轴 由松质骨构成，底部宽顶部窄，中央可见相对粗大的蜗神经。在周围伸出骨性螺旋板的部位可见螺旋神经节，可见密集的神经元胞体。

（2）蜗管 位于蜗轴两侧，呈圆形或卵圆形。豚鼠的蜗管围绕蜗轴环行3周半，故可见至少6个骨蜗管的切面。选择一个较完整的切面观察，蜗管分为3部分：上部为前庭阶，下部为鼓室阶，中央为膜蜗管。膜蜗管呈三角形，上壁为前庭膜，侧壁为血管纹及螺旋韧带，下壁为骨性螺旋板和基底膜。

2.高倍镜观察

1）膜蜗管（图12-7（b））

（1）前庭膜 较薄，中间为少量结缔组织，两侧覆盖单层扁平上皮。

（2）血管纹 复层柱状上皮，上皮内可见毛细血管。上皮下方的致密结缔组织（增厚的骨膜）即为螺旋韧带。

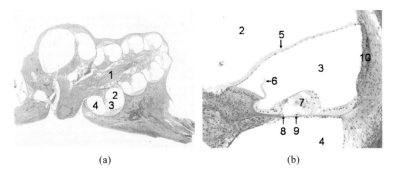

图 12-7 耳蜗(豚鼠内耳,HE 染色)

(a)低倍镜;(b)高倍镜

1.蜗轴;2.前庭阶;3.膜蜗管;4.鼓室阶;5.前庭膜;6.盖膜;7.螺旋器;

8.内柱细胞;9.外柱细胞;10.血管纹

(3)基底膜 骨性螺旋板至螺旋韧带间的薄膜。基底膜上方的上皮特化为螺旋器,下方为单层扁平上皮,中间呈深红色的细丝束为听弦。

2)螺旋器 由支持细胞和毛细胞组成,支持细胞分为柱细胞和指细胞。螺旋器是听觉感受器(图 12-7(b))。

(1)柱细胞 内、外柱细胞均位于基底膜上,细胞基底部宽大,中部细长;内、外柱细胞基底部和顶部彼此连接,中部分离,围成一条三角形内隧道。

(2)指细胞 位于内、外柱细胞两侧。切面上内柱细胞内侧有一列内指细胞,外柱细胞外侧有3~4 列外指细胞。指细胞呈长柱形,伸出指状突起(切片上不易分辨),基底部位于基底膜上,细胞核呈圆形,位于细胞中部,略高于柱细胞。

(3)毛细胞 内、外毛细胞分别位于内、外指细胞的上方,呈高柱状;细胞核呈圆形,位于细胞基底部;细胞质嗜酸性,细胞界限不清。可依据细胞核的位置和细胞质染色特点区分柱细胞、指细胞和毛细胞。

(4)盖膜 较薄的胶质膜,起于螺旋缘,覆盖在螺旋器上方,在切片上常扭曲。

思考:为什么我们听到的声音有高有低,有粗有细?

思政:世界卫生组织将每年 3 月 3 日确定为"国际爱耳日",旨在呼吁人们重视对耳疾病的预防与保健以及对耳疾病患者的理解与尊重。

(二)壶腹嵴和位觉斑

材料与方法:豚鼠内耳,HE 染色。

1.低倍镜观察 可见骨组织围成圆形或不规则形腔。远离耳蜗的圆形腔多为半规管的横断面;半规管壶腹部呈不规则形,部分切片上可观察到壶腹嵴。近耳蜗基底部者为前庭,其内的膜性囊状结构为球囊或椭圆囊(在切片上不易区分),部分切片上可观察到球囊斑或椭圆囊斑。

2.高倍镜观察

(1)壶腹嵴 半规管膜性壶腹部骨膜和上皮局部增厚,形成嵴状隆起,即壶腹嵴。上皮由支持细胞和毛细胞组成,固有层为骨膜的致密结缔组织。壶腹帽呈丝絮状淡染,此结构可感受身体或头部的旋转变速运动(图 12-8(a))。

(2)球囊斑与椭圆囊斑 均由上皮与固有层构成。上皮较厚,其中支持细胞呈柱状,细胞核位于基底部,细胞质染色浅;毛细胞位于支持细胞之间,细胞核圆,位置高于支持细胞的细胞核,细胞质染色略深,细胞顶部可见参差不齐的纤毛。上皮游离面耳石膜中部分钙盐结晶(耳石)已在切片制备过程中脱钙消失,故该膜呈丝絮状淡染。固有层为局部增厚的骨膜(图 12-8(b))。

思考:为什么有的人晕车晕船?

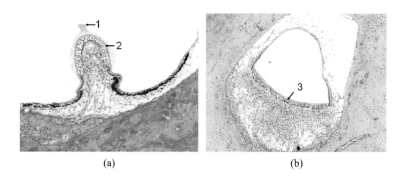

(a)   (b)

图 12-8　壶腹嵴与球囊斑(豚鼠内耳,HE 染色,高倍镜)

(a)壶腹嵴;(b)球囊斑

1.壶腹帽;2.壶腹嵴上皮;3.球囊斑

（刘佳梅）

第13章 内分泌系统

素质目标:通过了解激素分泌异常导致的疾病,培养过犹不及的哲学思维;培养创新科研思维(尤其是批判性思维),比较鉴别、严谨求实的科学精神;树立为健康服务的意识。

能力目标:能够熟练使用光学显微镜或数字切片系统观察甲状腺、肾上腺和脑垂体的组织结构,辨别其结构特点,获得通过描述和绘图表达甲状腺、肾上腺和脑垂体结构的能力。

知识目标:掌握甲状腺、肾上腺、脑垂体和甲状旁腺的显微结构;熟悉其结构与功能的关系。

【实验内容】

一、甲状腺

材料与方法:人甲状腺,HE 染色。

1. 低倍镜观察 甲状腺表面为由薄层结缔组织构成的被膜,被膜伸入实质将甲状腺分为许多不明显的小叶;小叶内有许多大小不等的甲状腺滤泡,滤泡内有胶质,滤泡间有少量结缔组织,其中含有丰富的毛细血管(图 13-1(a))。

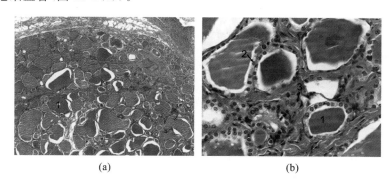

图 13-1 甲状腺(人甲状腺,HE 染色)

(a)低倍镜;(b)高倍镜

1. 滤泡;2. 滤泡上皮细胞;3. 滤泡旁细胞

思考:甲状腺滤泡胶质周边的小泡是怎么形成的?这些小泡的多少与甲状腺素的分泌和甲状腺的功能有什么关系?

2. 高倍镜观察 主要观察滤泡上皮细胞和滤泡旁细胞的形态结构特点(图 13-1(b))。

(1)滤泡上皮细胞 构成滤泡壁的细胞为滤泡上皮细胞。滤泡壁一般为单层立方上皮。由于滤泡上皮细胞可因发挥功能的活跃程度而改变形态,所以有些滤泡壁为单层柱状或单层扁平

Note

上皮。

（2）滤泡旁细胞　位于滤泡上皮细胞之间或滤泡之间的结缔组织中,比滤泡上皮细胞稍大,细胞质染色浅,显得明亮,又称亮细胞。

思考:滤泡上皮细胞与滤泡旁细胞在结构、功能和发生上有什么关系?

二、甲状旁腺

材料与方法:犬甲状旁腺,HE 染色。

1. 低倍镜观察　被膜由薄层结缔组织组成;实质中可见大量腺细胞排列成团块状、索状,其间含少量结缔组织和毛细血管,脂肪细胞的脂滴溶解而呈空泡状(图 13-2(a))。

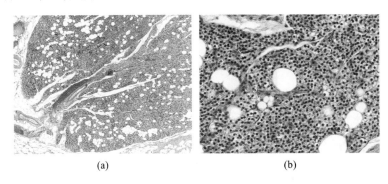

（a）　　　　　　　　　　　　　　（b）

图 13-2　甲状旁腺(犬甲状旁腺,HE 染色)

(a)低倍镜;(b)高倍镜

1.主细胞;2.嗜酸性细胞;3.脂肪细胞

2. 高倍镜观察

（1）主细胞　数量多,细胞核呈圆形,细胞质染色较浅,细胞分界清楚。

（2）嗜酸性细胞　较主细胞大,数量较少,单个或数个细胞散在于主细胞之间。细胞核浓缩,细胞质强嗜酸性(图 13-2(b))。

三、肾上腺

材料与方法:人肾上腺,HE 染色。

1. 低倍镜观察　腺体表面为薄层结缔组织构成的被膜,腺实质分为外周的皮质和中央的髓质。皮质由于细胞的形态结构与排列不同,自周边向中央依次分为球状带、束状带和网状带,三者之间无明显界限(图 13-3)。

（1）球状带　位于被膜下,最薄;细胞集聚成球团状。

（2）束状带　位于球状带内侧,最厚;细胞染色浅,排列成行或条索状。

（3）网状带　位于束状带和髓质之间;细胞染色较深,排列成索状,相互吻合成网,网眼内为血窦。

2. 高倍镜观察

（1）球状带　较薄,紧贴被膜下方。细胞呈矮柱状或多边形,较小,排列成球形的细胞团;细胞质弱嗜碱性;细胞核小,染色深。

（2）束状带　皮质中最厚的一部分。细胞较大,呈多边形,排列成条索状;细胞质内充满脂滴,在制片过程中被溶解,因此细胞质染色很淡,呈空泡状;细胞核染色较浅。在细胞之间有少量结缔组织及丰富的血窦。

（3）网状带　位于皮质的最内层,细胞索相互吻合成网。细胞体积较小;细胞核小,染色深;细胞质嗜酸性,内含脂褐素及少量脂滴。细胞间可见结缔组织及丰富的窦状毛细血管。

（4）髓质　细胞呈多边形,体积较大,细胞核呈圆形,居中央,细胞排列成团索状。用含铬盐的

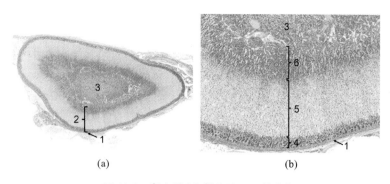

图 13-3　肾上腺(人肾上腺,HE 染色)

(a)全景图;(b)低倍镜

1.被膜;2.皮质;3.髓质;4.球状带;5.束状带;6.网状带

固定液处理标本时,细胞质内可见黄褐色的嗜铬颗粒。髓质中分散存在交感神经节细胞,细胞体积大而圆,细胞质嗜酸性;细胞核大而圆,染色质疏松,染色浅,核仁大而明显;多数切片中较难找到(图 13-4)。

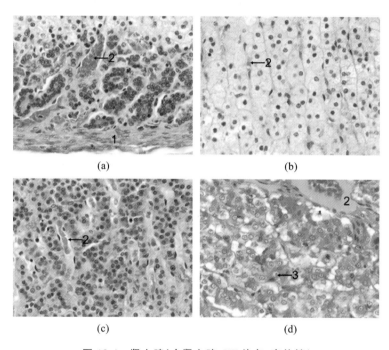

图 13-4　肾上腺(人肾上腺,HE 染色,高倍镜)

(a)球状带;(b)束状带;(c)网状带;(d)髓质

1.被膜;2.血窦;3.交感神经节细胞

四、脑垂体

材料与方法:人垂体,HE 染色。

1.低倍镜观察　垂体表面为结缔组织被膜,首先分辨垂体的远侧部、中间部和神经部。远侧部腺细胞密集排列成团索状,其间有丰富的血窦。神经部主要由神经胶质细胞(垂体细胞)和无髓神经纤维组成。中间部较窄,位于神经部和远侧部之间,可见数个大小不等的滤泡,滤泡腔内有胶质(图 13-5(a))。

2.高倍镜观察

(1)远侧部　主要由腺细胞组成,腺细胞可分为嗜色细胞和嫌色细胞,嗜色细胞又分为嗜酸性细胞和嗜碱性细胞。①嗜酸性细胞:数量较多,多位于远侧部中央。细胞体积较大,呈圆形或椭圆

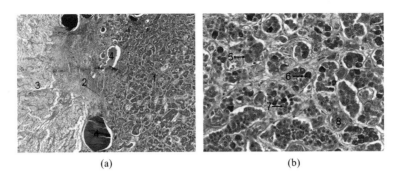

(a)   (b)

图 13-5　脑垂体（人垂体，HE 染色）

(a)低倍镜；(b)高倍镜

1.远侧部；2.中间部；3.神经部；4.滤泡；5.嗜酸性细胞；

6.嗜碱性细胞；7.嫌色细胞；8.血窦

形；细胞质内含粗大的嗜酸性颗粒，颗粒在电镜下才能看到；细胞核呈圆形，位于细胞中央。②嗜碱性细胞：数量较少，多分布在远侧部周边。细胞体积大小不等，呈圆形或多边形；细胞质内有嗜碱性颗粒，呈蓝色，颗粒在电镜下才能看到；细胞核呈圆形或椭圆形。③嫌色细胞：数量多，体积最小，呈圆形或多边形，常成群分布；细胞质染色浅，细胞界限不清，细胞核呈圆形（图 13-5(b)）。

（2）中间部　由大小不等的滤泡构成，滤泡上皮由立方形或矮柱状细胞及少量嫌色细胞和嗜碱性细胞构成，腔内有红色胶质。滤泡间有少量嫌色细胞和嗜碱性细胞（图 13-6(a)）。

（3）神经部　由无髓神经纤维、神经胶质细胞即垂体细胞组成，其间含有丰富的毛细血管；垂体细胞形态不规则，有的细胞的细胞质内有棕黄色的色素颗粒；可见大小不等的嗜酸性均质团块，由神经分泌物聚集而成，称赫林体（图 13-6(b)）。

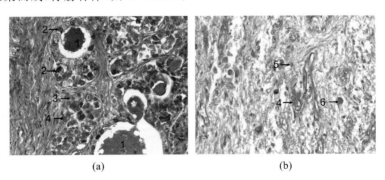

(a)   (b)

图 13-6　脑垂体中间部和神经部（人垂体，HE 染色，高倍镜）

(a)中间部；(b)神经部

1.滤泡；2.嗜碱性细胞；3.嫌色细胞；4.血窦；5.垂体细胞；6.赫林体

思政：一切行动听指挥——下丘脑和垂体与其他内分泌腺的相互关系。

正常状态下，各类激素水平是相对稳定的，内分泌腺分泌活动的稳定性，除受神经系统的调控外，内分泌腺之间的相互协调也很重要，其中下丘脑和垂体与其他几种腺体之间的相互调节最为重要。内分泌系统的调控像不像一切行动听中央指挥，但团队之间和个体之间彼此又互相协作和配合？

五、松果体

材料与方法：人松果体，HE 染色。

1.低倍镜观察　松果体表面被以由软脑膜延续而来的结缔组织被膜，分隔形成的小叶主要由松果体细胞、神经胶质细胞和神经纤维等组成。松果体细胞是松果体内的主要细胞，数量最多（图 13-7(a)）。

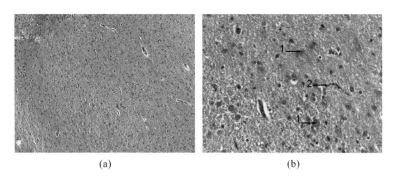

图 13-7　松果体(人松果体;HE 染色)

(a)低倍镜;(b)高倍镜

1.松果体细胞;2.毛细血管

思考题

参考答案

2.高倍镜观察　松果体细胞呈圆形或不规则形;细胞核大,呈圆形或不规则形,染色浅,核仁明显;胞质弱嗜碱性,含有少量脂滴。神经胶质细胞胞体小,形态不规则,细胞核小,染色深(图 13-7(b))。

(苏衍萍)

第14章 消 化 管

学习目标

素质目标:培养学习消化管组织结构与预防消化系统疾病的系统思维,夯实基础知识,树立为健康服务的意识。

能力目标:能够利用光学显微镜或数字切片系统识别食管、胃、小肠的组织结构,辨认胃黏膜、小肠黏膜的显微结构,识别胃腺主细胞、壁细胞及小肠腺帕内特细胞等结构;具备敏锐的观察能力及分析各种腺细胞特点的能力;可粗略画出光镜下胃和小肠黏膜的显微结构。

知识目标:掌握食管、胃、小肠的组织结构;了解结肠、阑尾的组织结构;了解上述消化管的结构与其功能的关系。

【实验内容】

一、舌

材料与方法:兔舌(垂直切面),HE 染色。

1.低倍镜观察 分清舌表面的黏膜与深部的骨骼肌,黏膜由复层扁平上皮与固有层组成,有许多舌乳头(图 14-1(a))。

(1)丝状乳头 数量最多,遍布舌背。呈锥形,上皮浅层的细胞常角化,呈粉红色;乳头的轴心为固有层结缔组织。

(2)菌状乳头 较少,散在分布于丝状乳头之间。体积较大,顶端肥大,基底部较窄,呈蘑菇状;上皮未角化,乳头两侧上皮中有时可见味蕾;固有层含丰富的毛细血管。

(3)轮廓乳头 最大,略似菌状乳头,但上端更宽,顶部平坦。乳头周围的黏膜凹陷成沟,沟两侧上皮内有味蕾;固有层中有浆液性味腺,导管开口于沟底。

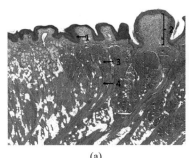
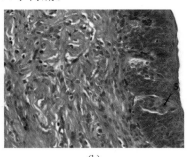

(a)   (b)

图 14-1 舌(兔舌,垂直切面,HE 染色)

(a)低倍镜;(b)高倍镜

1.上皮;2.轮廓乳头;3.浆液性味腺;4.骨骼肌;5.味蕾

2. 高倍镜观察　味蕾为淡染的卵圆形小体,顶端借味孔通口腔,由三种细胞组成。味细胞呈长梭形;支持细胞呈梭形,位于味细胞之间;基细胞的核较小,位于味蕾深部(图 14-1(b))。

思考:味蕾的组织结构有哪些特点? 在我们的日常生活中有什么意义?

二、食管

材料与方法:人食管(横切面)中段,HE 染色。

1. 低倍镜观察　有皱襞突入管腔,管腔面呈紫蓝色的部分是黏膜,黏膜下呈浅粉色的结构为黏膜下层,其深部较厚、呈深粉色的为肌层(图 14-2(a))。

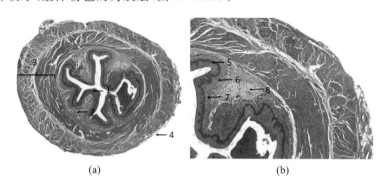

图 14-2　食管(人食管中段,横切面,HE 染色)
(a)低倍镜;(b)高倍镜
1.黏膜;2.黏膜下层;3.肌层;4.外膜;5.上皮;6.固有层;7.黏膜肌层;8.食管腺

2. 高倍镜观察

(1)黏膜　上皮为复层扁平上皮。固有层为疏松结缔组织,内可见淋巴组织、小血管及食管腺导管。黏膜肌层为很多细小的纵行平滑肌束,被横切。

(2)黏膜下层　由较致密的结缔组织构成,可见黏液性食管腺。

(3)肌层　分内环行(肌纤维被纵切)与外纵行(横切)两层,可见肌间神经丛。

(4)外膜　纤维膜,由疏松结缔组织组成(图 14-2(b))。

三、胃底部

材料与方法:人胃底,HE 染色。

1. 低倍镜观察　呈紫蓝色的一侧为黏膜,呈深粉色者为肌层,两者之间的浅粉色层为黏膜下层。黏膜侧可见突起,为皱襞(图 14-3(a))。

1)黏膜

(1)上皮　单层柱状上皮,由表面黏液细胞组成;细胞核呈椭圆形,位于细胞基底部;顶部胞质充满黏原颗粒,染色浅以至透明。上皮凹陷形成胃小凹。

(2)固有层　充满胃底腺,可见有的腺体与胃小凹底部连通,多数腺腔极窄甚至消失;胃小凹之间及胃底腺之间有少量结缔组织、散在的平滑肌纤维和毛细血管。

(3)黏膜肌层　由内环行与外纵行两薄层平滑肌组成。

2)黏膜下层　较致密的结缔组织,含小动脉、小静脉、淋巴管,可见黏膜下神经丛。

3)肌层　很厚,由内斜行、中环行和外纵行三层平滑肌组成,但界限不清;有肌间神经丛。

4)外膜　浆膜,由薄层结缔组织和间皮组成。

2. 高倍镜观察

(1)壁细胞　在胃底腺的上半部较多。胞体大,多呈圆锥形;细胞核呈圆形,染色深,居中,可有双核;细胞质嗜酸性,呈红色。

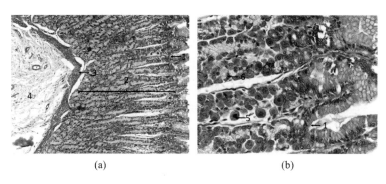

(a)　　　　　　　　(b)

图 14-3　胃底部(人胃底,HE 染色)

(a)低倍镜;(b)高倍镜

1.胃小凹;2.固有层;3.黏膜肌层;4.黏膜下层;5.壁细胞;6.主细胞

(2)主细胞　数量最多,主要分布于胃底腺下半部。细胞小,呈柱状;细胞核呈圆形,位于细胞基底部;基底部细胞质强嗜碱性,呈紫蓝色,顶部细胞质可见紫红色酶原颗粒(有的切片中因酶原颗粒消失而此处染色浅)。

(3)颈黏液细胞　较少,位于腺顶部,常呈楔形夹在其他细胞之间。体积小;细胞核扁平,染色深,位于细胞基底部;核上方因含大量黏原颗粒而染色浅(图 14-3(b))。

思考:胃壁可分为哪四层结构？主细胞和壁细胞的结构及功能分别是什么？

思政:胃酸分泌过多或黏液产生减少容易导致消化性溃疡,我们需要注意饮食卫生,养成良好的饮食习惯。

四、胃幽门部

材料与方法:人胃幽门,HE 染色。

1.低倍镜观察　基本同胃底部,但黏膜表面较平坦(图 14-4(a))。

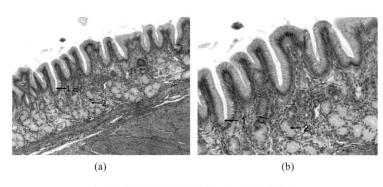

(a)　　　　　　　　(b)

图 14-4　胃幽门部(人胃幽门,HE 染色)

(a)低倍镜;(b)高倍镜

1.胃小凹;2.幽门腺

2.高倍镜观察　结构与胃底部相似。胃小凹较胃底部深;固有层中有黏液性的幽门腺,由大量黏液性腺细胞构成,可含少量壁细胞(图 14-4(b))。

五、十二指肠

材料与方法:人十二指肠,HE 染色。

1.低倍镜观察　凹凸不平、有皱襞的一侧为管腔面,表面呈紫蓝色的是黏膜,皱襞的中轴为呈粉红色的黏膜下层;皱襞表面可见许多细小突起,为肠绒毛(图 14-5(a))。

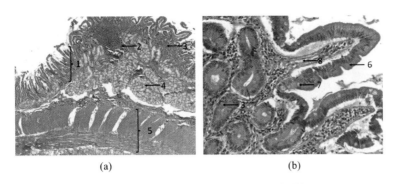

图 14-5 十二指肠(人十二指肠,HE 染色)

(a)低倍镜;(b)高倍镜

1.黏膜;2.孤立淋巴小结;3.小肠腺;4.十二指肠腺;5.肌层;6.吸收细胞;7.杯状细胞;8.中央乳糜管

2.高倍镜观察

(1)黏膜 表面有许多呈叶状突起的肠绒毛(可见其纵、横、斜切面);固有层内含大量小肠腺,有时可见孤立淋巴小结。注意区分肠绒毛与小肠腺的切面:肠绒毛的切面,上皮位于外周,固有层结缔组织居中央;小肠腺的切面,上皮围着空的腺腔,结缔组织在上皮外周。黏膜肌层为内环行和外纵行两薄层平滑肌。

(2)黏膜下层 含有大量黏液性的十二指肠腺。

(3)肌层 由内环行和外纵行两层平滑肌组成,两层间可见肌间神经丛。

(4)外膜 浆膜或纤维膜(图 14-5(b))。

六、空肠

材料与方法:人空肠,HE 染色。

1.低倍镜观察 与十二指肠基本相同,肠绒毛呈长指状,吸收细胞游离缘可见清晰的纹状缘,上皮中杯状细胞稍多;固有层中可见孤立淋巴小结。黏膜下层无腺体,外膜为浆膜(图 14-6(a))。

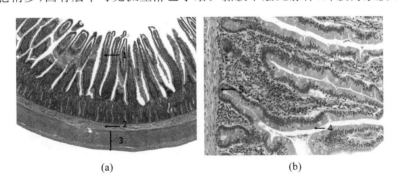

图 14-6 空肠(人空肠,HE 染色)

(a)低倍镜;(b)高倍镜

1.肠绒毛;2.黏膜下层;3.肌层;4.纹状缘;5.帕内特细胞

2.高倍镜观察

(1)肠绒毛 上皮为单层柱状上皮,吸收细胞最多,夹有杯状细胞;吸收细胞呈高柱状,细胞核呈椭圆形,位于细胞基底部,游离面可见呈深红色的纹状缘。绒毛中轴为固有层的结缔组织,可见散在的平滑肌纤维,中央乳糜管壁为一层内皮细胞,管腔较大,内有呈淡粉色物(多数中央乳糜管管腔塌陷,不易分辨)。

(2)小肠腺 由单层柱状上皮围成。在吸收细胞间有散在的杯状细胞;帕内特细胞常三五成群,位于腺底部,细胞呈锥形,细胞核位于细胞基底部,顶部细胞质充满粗大的嗜酸性红色颗粒(图 14-6(b))。

七、回肠

材料与方法:人回肠,HE 染色。

1. 低倍镜观察 似空肠;管壁中较大的蓝色区域为集合淋巴小结(图 14-7(a))。

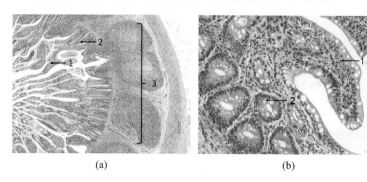

(a)　　　　　　　　　　(b)

图 14-7　回肠(人回肠,HE 染色)

(a)低倍镜;(b)高倍镜

1.肠绒毛;2.小肠腺;3.集合淋巴小结

2. 高倍镜观察 绒毛短,呈锥形;杯状细胞较多;固有层淋巴组织丰富,常见集合淋巴小结,有的穿过黏膜肌层达黏膜下层并向肠腔呈圆顶状隆起,该处绒毛少而短,甚至无绒毛和小肠腺(图 14-7(b))。

思考:十二指肠、空肠和回肠的绒毛有哪些区别?

八、结肠

材料与方法:人结肠,HE 染色。

1. 低倍镜观察 区分结肠壁的四层结构,与小肠比较,有以下特点:黏膜面平坦,无绒毛;大肠腺密集,杯状细胞极多,无帕内特细胞;固有层内可见孤立淋巴小结。在结肠横切面,可见外纵行肌局部增厚形成结肠带,带间纵行肌菲薄(图 14-8(a))。

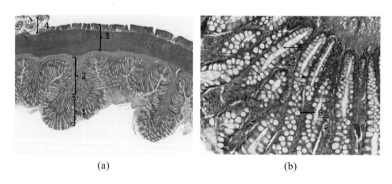

(a)　　　　　　　　　　(b)

图 14-8　结肠(人结肠,HE 染色)

(a)低倍镜;(b)高倍镜

1.黏膜层;2.黏膜下层;3.肌层;4.外膜;5.大肠腺;6.杯状细胞

思考:小肠与结肠黏膜有什么异同?其与功能的关系如何?

2. 高倍镜观察 黏膜上皮为单层柱状上皮,由吸收细胞和杯状细胞组成。固有层内含有密集排列的大肠腺,由吸收细胞、大量杯状细胞以及少量干细胞和内分泌细胞组成,无帕内特细胞(图 14-8(b))。

九、阑尾

材料与方法:人阑尾(横切面),HE 染色。

1.低倍镜观察　管腔小,可见许多紫蓝色团块(淋巴小结)围绕管腔,周围染色浅处为黏膜下层,其外呈粉红色结构为肌层(图 14-9(a))。

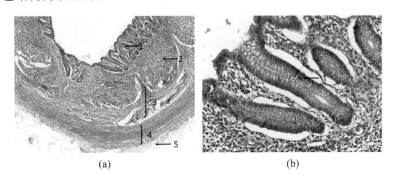

图 14-9　阑尾(人阑尾,横切面,HE 染色)

(a)低倍镜;(b)高倍镜

1.大肠腺;2.淋巴小结;3.黏膜下层;4.肌层;5.外膜

2.高倍镜观察　分清阑尾壁的四层结构,注意其特点:无绒毛;大肠腺短而小,杯状细胞较少;固有层内淋巴组织丰富,大量淋巴小结和弥散淋巴组织可连续成层,并伸入黏膜下层;黏膜肌层很不完整。肌层薄,外膜为浆膜,有的切片可见阑尾系膜连续(图 14-9(b))。

(汤银娟)

思考题
参考答案

第15章 消 化 腺

学习目标

　　素质目标:了解胰腺和肝脏复杂的结构、重要的功能以及相关疾病的危害,树立热爱医学事业、坚定勇于攻克科学难题的信念。

　　能力目标:能够利用光学显微镜及数字切片系统辨别大唾液腺腺泡、胰腺腺泡、胰岛、肝小叶和肝门管区的显微结构;能理解胰腺、肝脏、唾液腺等相关疾病的组织学病变基础,获得初步分析相关疾病的能力,为学习后续课程奠定基础。

　　知识目标:掌握胰腺和肝脏的组织结构;熟悉腮腺和下颌下腺的组织结构;了解胆囊的组织结构。

【实验内容】

一、腮腺

材料与方法:人腮腺,HE 染色。

1.低倍镜观察　按从腮腺被膜向中心实质的顺序观察(图 15-1(a))。

(1)被膜　在腺体的表面,由结缔组织构成,伸入腺实质内,将实质分成许多腮腺小叶。

(2)实质　小叶内充满深染的圆形、卵圆形或不规则形切面的浆液性腺泡和各种切面的导管。

(3)小叶间隔　小叶之间的结缔组织,其中有较大的小叶间导管和小血管。

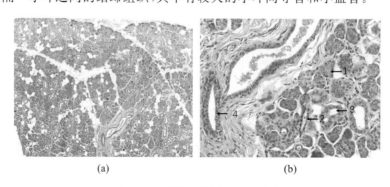

(a)　　　　　　　　　(b)

图 15-1　腮腺(人腮腺,HE 染色)

(a)低倍镜;(b)高倍镜

1.浆液性腺泡;2.闰管;3.纹状管;4.小叶间导管

2.高倍镜观察

(1)浆液性腺泡　呈圆形或椭圆形,腺腔较小。腺细胞呈锥形或柱状;细胞核圆,染色深,常位于细胞偏基底部;细胞顶部可有粗大的嗜酸性红色酶原颗粒;基底部细胞质嗜碱性较强(图 15-1(b))。

（2）导管　包括闰管、纹状管和小叶间导管（图 15-1（b））。

①闰管　与腺泡相连，较长，管径细，管壁由单层扁平或立方上皮围成，细胞质呈浅红色，管腔内可见红色分泌物。

②纹状管（分泌管）　管径、管腔较闰管大，管壁由单层高柱状上皮围成，细胞质强嗜酸性。

③小叶间导管　位于小叶间的结缔组织内，管径较粗，管壁由单层或假复层柱状上皮围成。

思考：为什么浆液性腺细胞基底部细胞质嗜碱性较强？

二、下颌下腺

材料与方法：人下颌下腺，HE 染色。

1. 低倍镜观察　按从下颌下腺被膜向中心实质的顺序观察（图 15-2（a））。

（1）被膜　腺体表面被覆的薄层粉红色的结缔组织，伸入腺实质内，将实质分隔成许多小叶。

（2）实质　小叶内含有圆形、卵圆形或不规则形切面的腺泡，染色深浅不一，以染色深的浆液性腺泡为主，染色浅的黏液性腺泡及混合性腺泡较少，在混合性腺泡中可见浆半月。小叶内可见较多红染的分泌管，闰管较少。

（3）小叶间隔　结缔组织，有小叶间导管和血管。

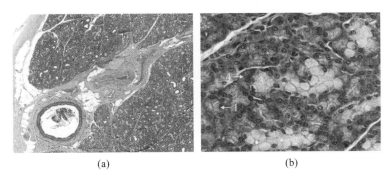

图 15-2　下颌下腺（人下颌下腺，HE 染色）

(a)低倍镜；(b)高倍镜

1.浆液性腺泡；2.黏液性腺泡；3.混合性腺泡；4.浆半月

2. 高倍镜观察　着重观察腺泡的结构。浆液性腺泡较多，黏液性腺泡和混合性腺泡较少（图 15-2（b））。

（1）浆液性腺泡　腺细胞呈紫红色，细胞核圆，位于细胞基底部。

（2）黏液性腺泡　腺细胞细胞核呈扁圆形，位于细胞基底部。

（3）混合性腺泡　由浆液性腺细胞和黏液性腺细胞共同组成。黏液性腺细胞占大部分，而浆液性腺细胞呈半月状排列在外侧形成浆半月。

思考：为什么光学显微镜下黏液性腺细胞胞质染色浅？

三、胰腺

材料与方法：人胰腺，HE 染色。

1. 低倍镜观察　按从胰腺被膜向中心实质的顺序观察（图 15-3（a））。

（1）被膜　薄层结缔组织，深入腺实质将其分隔成许多小叶，许多小叶界限不明显。

（2）外分泌部　小叶内有许多呈紫红色的浆液性腺泡及各种切面的导管。

（3）内分泌部　散在分布于外分泌部之间、染色较浅、大小不等的细胞团为胰岛。

（4）小叶间隔　结缔组织较少，有单层矮柱状上皮所构成的小叶间导管。

2. 高倍镜观察

（1）腺泡　纯浆液性腺泡。腺细胞呈锥形；细胞核呈圆形、紫色，位于细胞基底部；基底部细胞

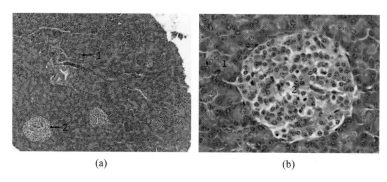

(a)　　　　　　　　　　(b)

图 15-3　胰腺(人胰腺,HE 染色)

(a)低倍镜;(b)高倍镜

1.外分泌部;2.内分泌部

质强嗜碱性,染色较深,远端细胞质含酶原颗粒,嗜酸性,染色较红。在腺泡腔中央常见腺细胞的细胞核呈扁圆形或立方形贴附在腔面,细胞质染色很浅。

(2)闰管　管径小,管壁由单层扁平上皮或单层立方上皮围成,周围有薄层结缔组织,有时纵断面上可见闰管与泡心细胞相连续。由于闰管较长,故切片内闰管的纵、横断面较多。

(3)小叶内导管　位于小叶内,管腔稍大,管壁由单层立方上皮围成,周围结缔组织逐渐增多。

(4)小叶间导管　位于小叶之间,管腔较大,管壁由单层立方或矮柱状上皮围成。周围结缔组织更多。

(5)胰岛　散在分布于外分泌部腺泡之间,为染色较浅、大小不等、形状不定的细胞团,在细胞团之间有丰富的毛细血管网,细胞团周围被覆少量结缔组织,与腺泡相分隔。胰岛细胞呈圆形、椭圆形或多边形,排列成索状或团状;细胞核呈圆形,位于细胞中央。在 HE 染色切片上,胰岛细胞的细胞质一般呈粉红色,不易区分(图 15-3(b))。

思考:为什么酗酒和暴饮暴食的人群易患急性胰腺炎?

四、肝脏

(一)猪肝脏

材料与方法:猪肝脏,HE 染色。

1.低倍镜观察　按从肝脏被膜向中心实质的顺序观察(图 15-4(a))。

(1)被膜　仅在一侧可见由结缔组织组成的少许被膜,可见许多分界明显的多边形区域,即肝小叶。

(2)肝小叶　呈多边形或不规则形,小叶周边结缔组织比人肝脏多,故界限清楚。中央静脉位于肝小叶内,但并非完全位于中央,有的肝小叶中找不到中央静脉(可能与肝小叶的切面有关)。

(3)肝门管区　相邻肝小叶之间结缔组织较多的地方,可见小叶间动脉、小叶间静脉和小叶间胆管。

(4)小叶下静脉　位于肝小叶之间,是一条单独走行的小静脉,管径比中央静脉粗大,管壁较厚且完整。

2.高倍镜观察

(1)肝索(肝板)　由 1~2 行肝细胞组成。肝细胞体积较大,呈多边形,界限较清;细胞核圆,居中,染色浅,核仁明显;多数肝细胞含单核,少数含双核;细胞质嗜酸性,可见小空泡(制片时脂肪、糖原被溶解所致)。在正常的肝细胞中可见弥散分布的嗜碱性团块。

(2)肝血窦　位于肝索之间,形状不规则,相邻的肝血窦互相连通,腔内可见血细胞。窦壁内皮细胞间隙大,因而内皮不完整;内皮细胞细胞核呈扁圆形,突入血窦腔内。在血窦腔内有形状不

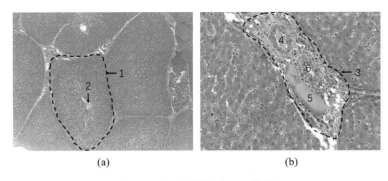

图 15-4 肝脏（猪肝脏，HE 染色）
(a)低倍镜；(b)高倍镜
1.肝小叶；2.中央静脉；3.肝门管区；4.小叶间动脉；5.小叶间静脉；6.小叶间胆管

规则的肝巨噬细胞（即库普弗细胞，在此切片中较难分辨）。血窦与中央静脉相连通。

（3）肝门管区 邻近几个肝小叶之间的结缔组织，常见三种伴行的管道（图 15-4(b)）。

①小叶间动脉 腔小，壁厚而圆，可见中膜环形平滑肌。

②小叶间静脉 腔大，壁薄，形状不规则，有时可见与血窦相连续。

③小叶间胆管 管径较小，管壁衬以单层立方上皮，细胞排列较密，细胞质染色浅；细胞核呈圆形，染色较深。

这三种管道在肝门管区不断分支，因此在同一肝门管区内常可见粗细和管壁厚薄不同的同一种管道。

（二）鼠肝脏（显示肝巨噬细胞）

材料与方法：大鼠肝脏，静脉注射红色墨汁后取材，HE 染色。

1.低倍镜观察 在肝板之间的血窦中可见有许多贴近窦壁、体积较大、细胞质内含鲜红色颗粒的细胞，即肝巨噬细胞（库普弗细胞）（图 15-5(a)）。

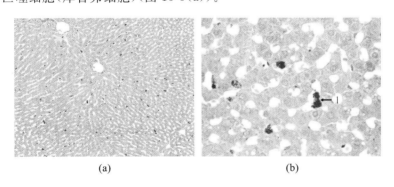

图 15-5 肝脏（鼠肝脏，HE 染色）
(a)低倍镜；(b)高倍镜
1.肝巨噬细胞

2.高倍镜观察 肝巨噬细胞呈不规则形，位于肝血窦内，突起附着于内皮或插入内皮细胞之间，细胞质内有许多红色的颗粒，即该细胞吞噬的红色墨汁。肝细胞呈多边形，界限较清楚，细胞体积较大，核仁较清楚（图 15-5(b)）。

思考：肝巨噬细胞来源于哪里？通过高倍镜观察，描述肝巨噬细胞的分布位置及形态特点。

思政：肝脏内的巨噬细胞是体内一种免疫性细胞，主要清除肝脏部位的细菌以及病毒，对人体起到重要的防御作用。它们像卫士一样，守护着我们的健康。

（三）鼠肝脏（显示肝糖原）

材料与方法：大鼠肝脏，过碘酸希夫（PAS）染色后经 HE 复染。

Note

1.低倍镜观察 肝细胞胞质内含有数量不等的紫红色颗粒,即肝糖原。肝糖原在肝小叶内的分布特点如下:靠近中央静脉区域的肝细胞内糖原含量较低,肝小叶周缘带肝细胞的糖原含量较高(图 15-6(a))。

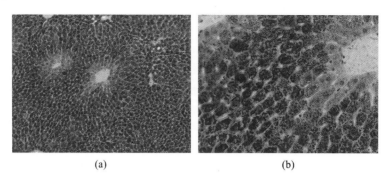

(a)   (b)

图 15-6   肝脏(鼠肝脏,PAS 染色,HE 复染)

(a)低倍镜;(b)高倍镜

2.高倍镜观察 肝细胞内紫红色的糖原颗粒大小不等、形状不一,有的聚积成块。细胞内的糖原含量各不相等(图 15-6(b))。

(四)鼠肝脏(显示胆小管)

材料与方法:大鼠肝脏,银染。

1.低倍镜观察 肝细胞的细胞质及细胞核均呈淡黄色,肝血窦不清。胆小管呈棕黑色线条状,相互连接成网状(图 15-7(a))。

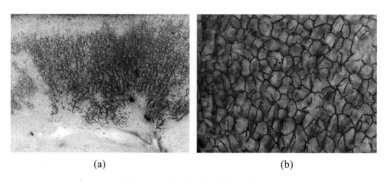

(a)   (b)

图 15-7   肝脏(鼠肝脏,银染)

(a)低倍镜;(b)高倍镜

2.高倍镜观察 肝细胞的细胞质稍呈淡黄色。胆小管位于肝细胞间,是由相邻肝细胞膜凹陷形成的微细管道,被染成棕黑色,呈细线状,相互连接成网,管壁即为肝细胞的细胞膜(图 15-7(b))。

思考:为什么 HE 染色切片中胆小管不易观察?常用哪些染色方法观察胆小管?

当肝细胞发生炎症时,皮肤会出现黄疸,为什么?

五、胆囊

材料与方法:犬胆囊,HE 染色。

1.低倍镜观察 高低起伏、染成紫色的一面为胆囊的黏膜。平直、染成粉红色的一面为胆囊壁的外膜。黏膜与外膜之间为肌层(图 15-8(a))。

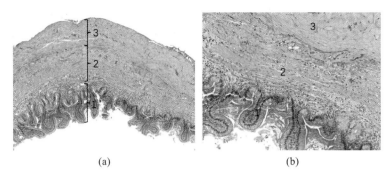

(a)　　　　　　　　　　(b)

图 15-8　胆囊(犬胆囊,HE 染色)

（a)低倍镜;(b)高倍镜

1.黏膜;2.肌层;3.外膜

2.高倍镜观察　重点观察黏膜和肌层(图 15-8(b))。

（1)黏膜　可见许多高矮不等且有分支的黏膜皱襞。皱襞间上皮向下陷入固有层内形成黏膜窦,在切面上有时可呈封闭的腔,类似黏液腺。上皮是单层柱状上皮,无杯状细胞;固有层为薄层结缔组织,内含丰富的血管等,无腺体。

（2)肌层　由平滑肌组成。平滑肌纤维排列较稀疏,不规则,染色浅,大致可分为内环、外纵两层。可见多种切面的平滑肌。

（3)外膜　较厚,除与肝脏附着处为纤维膜外,其他部分为浆膜。

思考题
参考答案

（李莉)

第16章 呼吸系统

学习目标

素质目标：理解呼吸系统中各器官、组织结构的连续变化与功能相对应的关系，并建立连续结构与局部断面对应的思维方式。培养健康文明意识，拒绝烟草，珍爱生命，保护环境，推崇健康文明的生活方式。

能力目标：能利用光学显微镜和数字切片系统观察区分鼻黏膜呼吸部和嗅部，并识别嗅上皮和嗅腺；能在气管切片中识别气管黏膜、黏膜下层和外膜，并能辨认其中的假复层纤毛柱状上皮、气管腺、透明软骨环和平滑肌束；能在肺切片中识别分辨肺导气部和呼吸部各段结构，能观察识别Ⅰ型肺泡细胞、Ⅱ型肺泡细胞、肺泡隔和肺巨噬细胞，并总结气血屏障的结构；通过观察比较，能够总结从气管到肺呼吸性细支气管管壁结构的变化规律。

知识目标：了解鼻黏膜的组织结构；掌握气管的组织结构；掌握肺导气部与呼吸部的组成及各部分的结构特点，掌握肺泡的结构和功能。

【实验内容】

一、鼻黏膜

材料与方法：人鼻腔（冠状切面），HE 染色。

1.低倍镜观察 鼻腔内表面覆盖黏膜，黏膜深面与软骨或骨相连。鼻黏膜大部分为呼吸部；嗅部位于鼻中隔上部两侧、上鼻甲及鼻腔顶部。嗅部黏膜由表面呈紫蓝色的嗅上皮和下方染色较浅的固有层组成（图 16-1(a)）。

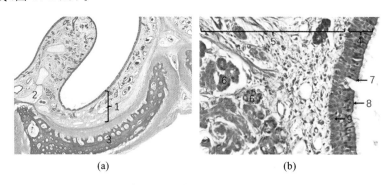

(a)   (b)

图 16-1 鼻嗅部(人鼻腔，冠状切面，HE 染色)

(a)低倍镜；(b)高倍镜

1.嗅黏膜；2.软骨；3.骨；4.嗅上皮；5.固有层；6.嗅腺；7.嗅细胞；8.支持细胞；9.基细胞

2.高倍镜观察 嗅上皮较厚，为假复层柱状上皮。固有层结缔组织内富含血管、淋巴管和神经,并有较多的嗅腺(图 16-1(b))。嗅上皮由 3 种细胞组成。

(1)嗅细胞　细胞呈梭形;细胞核圆,染色略深,多位于细胞的中部、上皮中层;细胞质染色较深;细胞顶端膨大形成球状嗅泡,游离面有嗅毛。

(2)支持细胞　数量最多,位于嗅细胞之间。细胞呈高柱状,顶部较宽,基底部较窄;细胞核呈卵圆形,染色较嗅细胞细胞核浅,位于细胞的上部、上皮浅层;细胞质染色浅。

(3)基细胞　位于上皮深部。细胞呈圆形或锥形,较小;细胞核圆,位于细胞中央、上皮深层,染色较深。

二、气管

材料与方法:猫气管(横切面,HE 染色)。

1. 低倍镜观察　中空性器官,呈环状,凹面为气管腔面,管壁中呈紫蓝色的部分为"C"形透明软骨环,软骨环缺口处为气管后壁(图 16-2)。

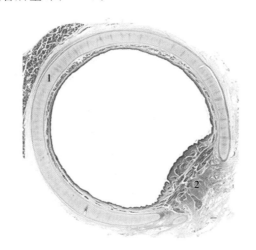

图 16-2　气管(猫气管,横切面,HE 染色,全景图)
1.透明软骨环;2.气管后壁

思考:气管后壁与气管其他地方的管壁结构存在差异,有何特殊功能呢?

从气管腔面开始由内向外观察,气管壁可分为 3 层(图 16-3(a))。

(1)黏膜　包括上皮和固有层。上皮较厚、染色深。固有层为薄层结缔组织,较细密。

(2)黏膜下层　位于固有层深部,两者之间没有明显界限。为疏松结缔组织,内含较多气管腺。

(3)外膜　位于气管壁最外面,较厚。由"C"形透明软骨环及其周围的疏松结缔组织构成。气管后壁软骨环缺口处为膜性部,此处黏膜下层与外膜界限不清,有较多的平滑肌束,与气管腺交替分布。

2. 高倍镜观察

(1)黏膜　上皮为假复层纤毛柱状上皮,与固有层之间可见明显的粉红色基膜。上皮中可分辨纤毛细胞、杯状细胞、基细胞。固有层为薄层致密结缔组织,内有较多的淋巴细胞、小血管,有时可见气管腺导管。

(2)黏膜下层　疏松结缔组织,内含血管、神经和较多的混合性气管腺。腺细胞排列成团,染色深浅不一(图 16-3(b))。

思考:气管壁有哪些结构可对吸入的空气起净化作用?

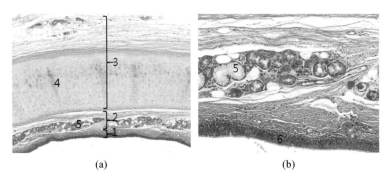

(a)   (b)

图 16-3 气管（猫气管，横切面，HE 染色）

(a)低倍镜；(b)高倍镜

1.黏膜；2.黏膜下层；3.外膜；4.透明软骨环；5.气管腺；6.假复层纤毛柱状上皮

三、肺

材料与方法：人肺，HE 染色。

1.低倍镜观察 肺表面可见光滑的被膜，由薄层结缔组织和间皮构成。肺实质内可见大量囊泡状的肺泡，其间散布小支气管及其各级分支，可有血管伴行(图 16-4)。肺实质可分为导气部(小支气管、细支气管和终末细支气管)和呼吸部(呼吸性细支气管、肺泡管、肺泡囊和肺泡)。

（1）肺导气部

①小支气管 管壁较厚、分层不明显。黏膜上皮为假复层纤毛柱状上皮，含数量不等的杯状细胞；固有层较薄，其外侧出现少量间断的环形平滑肌束。黏膜下层为疏松结缔组织，其中有少量的混合性气管腺。外膜与黏膜下层无明显分界，其中有大小不等的灰蓝色透明软骨片，有时可见小血管。

②细支气管 管腔较小，管壁变薄。黏膜上皮由假复层纤毛柱状上皮渐变为单层纤毛柱状上皮，杯状细胞减少；固有层外侧环形平滑肌增多。黏膜下层的混合性腺和外膜的软骨片逐渐减少，乃至消失。

③终末细支气管 黏膜上皮为单层柱状上皮，无杯状细胞；管壁内气管腺和软骨片完全消失；出现完整的环形平滑肌，使肺内导气部形成肌性管道，黏膜皱襞较明显。

（2）肺呼吸部

①呼吸性细支气管 管壁结构与终末细支气管相似但不完整，有少量肺泡开口。上皮为单层立方上皮，近肺泡开口处移行为单层扁平上皮，上皮外有少量环形平滑肌和结缔组织。

②肺泡管 管壁上有大量肺泡开口，仅肺泡之间残存少量管壁结构。管壁呈结节状膨大，由表面的单层立方上皮或单层扁平上皮及下方的少量平滑肌构成。

③肺泡囊 肺泡管的末端，是数个肺泡共同开口的较大囊腔，囊壁由肺泡围成，相邻肺泡开口之间无结节状膨大。

④肺泡 多面体形或近球形、有开口的小囊泡，横切的肺泡呈圆形或多边形。

思考：肺的导气部与呼吸部在组织结构上的根本区别是什么？

2.高倍镜观察 重点观察肺泡和肺泡隔(图 16-5)。

（1）肺泡 壁极薄，由肺泡上皮围成，包括Ⅰ型肺泡细胞和Ⅱ型肺泡细胞。Ⅰ型肺泡细胞呈扁平状，覆盖肺泡的大部分面积。Ⅱ型肺泡细胞散在分布于Ⅰ型肺泡细胞之间，略突向肺泡腔，呈立方形或圆形，细胞核呈圆形，细胞质染色浅。

（2）肺泡隔 相邻肺泡上皮之间的薄层结缔组织，内有大量毛细血管。

（3）肺巨噬细胞 位于肺泡隔内或肺泡腔中，单个或成群存在，胞体较大、呈圆形或不规则形。吞噬了尘粒后的肺巨噬细胞胞质中含细小棕黑色颗粒，沉积在肺泡隔内，称尘细胞。

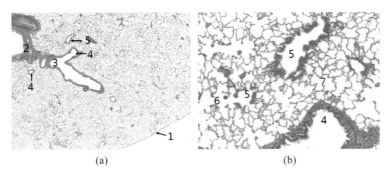

图 16-4　肺（人肺，HE 染色）

（a）低倍镜（4×）；（b）低倍镜（10×）

1.被膜；2.小支气管；3.细支气管；4.终末细支气管；5.呼吸性细支气管；6.肺泡管；7.肺泡囊

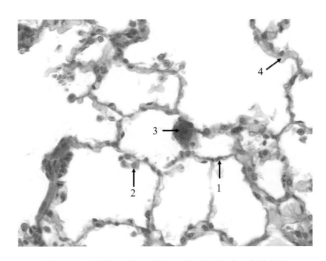

图 16-5　肺泡与肺泡隔（人肺，HE 染色，高倍镜）

1.Ⅰ型肺泡细胞；2.Ⅱ型肺泡细胞；3.肺泡隔毛细血管；4.肺巨噬细胞

　　思考：结合观察的肺泡和肺泡隔，吸入肺泡中的 O_2 要与血液中的 CO_2 进行气体交换，需要通过哪些结构？

　　思考与思政：结合观察的肺巨噬细胞，肺吸入大量烟尘颗粒后，组织结构可能发生哪些改变？对功能有何影响？每年的 5 月 31 日是世界无烟日，珍爱生命，拒绝烟草，保护环境，人人有责。作为一名医学生，我们应该利用各种机会做好宣传，鼓励和动员更多的吸烟者尽早戒烟。

（叶晓霞）

思考题

参考答案

第 17 章　泌 尿 系 统

学习目标

素质目标:通过对肾、输尿管和膀胱切片的观察,培养空间想象力,比较输尿管和膀胱的变移上皮在不同状态下的异同点,更好地理解整体与局部、形态与功能的关系。

能力目标:能利用光学显微镜或数字切片系统辨认并描述肾小体的组织学结构,区分各段肾小管及集合管,并识别致密斑;能识别输尿管和膀胱的各层结构。

知识目标:掌握肾小体与肾小管的组织结构;掌握球旁复合体的组成,致密斑的结构和功能;熟悉集合管的组织结构;了解输尿管和膀胱的组织结构。

【实验内容】

一、肾

材料与方法:犬肾(纵切面),HE 染色。

思考:皮质和髓质在光学显微镜下的主要区别是什么?

1.低倍镜观察　呈深红色一侧是肾的皮质,另一侧染色略浅,为肾的髓质。

(1)皮质　表面有一薄层致密结缔组织被膜。肾皮质包括皮质迷路和髓放线。髓放线为肾锥体底部呈放射状伸入皮质的条纹状髓质结构,内有大量平行排列的直行管道。皮质迷路位于髓放线之间,可见许多散在分布的球形肾小体以及肾小体周围切面各异的肾小管。肾小管管壁细胞胞质大多染色较红,管腔较小(图 17-1(a))。

思考:肾小体周围主要是肾小管的哪一段? 髓放线中的直行管道包括哪些结构?

(2)髓质　染色较浅,位于肾的深层,可见不同切面、密集平行排列的小管,无肾小体(图 17-1(b))。

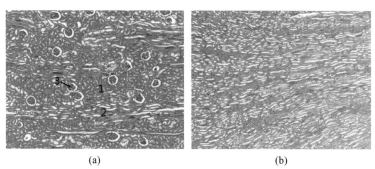

(a)　　　　　　　　　　　　(b)

图 17-1　肾(犬肾,纵切面,HE 染色,低倍镜)

(a)皮质;(b)髓质

1.皮质迷路;2.髓放线;3.肾小体

2.高倍镜观察

（1）肾小体 位于皮质迷路内，为大小不等的球形小体，由血管球和肾小囊组成。有的肾小体切面可见微动脉出入，此处为血管极；有的可见肾小囊与近端小管曲部相通，此处为尿极（图 17-2 (a)）。

①血管球 可见大量毛细血管、毛细血管内的血细胞和一些呈蓝色的细胞核（包括毛细血管内皮细胞核、球内系膜细胞胞核和肾小囊脏层足细胞胞核）。在血管极可见入球微动脉和出球微动脉（因切面原因不易看到），它们与致密斑围成的三角形区域有一群染色较深的小细胞，为球外系膜细胞。

②肾小囊 包括脏层、壁层和肾小囊腔。肾小体内较大的环状空隙即为肾小囊腔。血管极处肾小囊腔消失，尿极处与近端小管曲部的管腔相通。囊腔内侧为肾小囊脏层，由足细胞构成，紧贴在血管球的毛细血管外面，细胞核较大，染色浅，突向囊腔；囊腔外侧为肾小囊壁层，为单层扁平上皮。

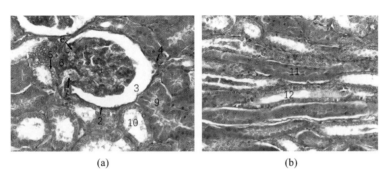

图 17-2 肾皮质（犬肾，纵切面，HE 染色，高倍镜）

(a)皮质迷路；(b)髓放线

1.血管球；2.肾小囊壁层；3.肾小囊腔；4.尿极；5.致密斑；6.球外系膜细胞；7.入球微动脉；

8.出球微动脉；9.近端小管曲部；10.远端小管曲部；11.近端小管直部；12.远端小管直部

思考：为什么有的肾小体看不到血管极和尿极？

急性肾小球肾炎患者会出现血尿或蛋白尿，其改变的结构基础是什么？

思政：面对患者因出现血尿或蛋白尿而产生的焦虑和紧张，在临床诊疗过程中应从专业的角度对患者做好解释与心理安抚工作。作为一名医学生，我们要树立为健康服务的意识，用实际行动（如科普宣传等）关注肾脏健康，强化肾脏保护，从而减轻肾脏相关疾病对健康造成的影响。

（2）肾小管 分布于皮质迷路、髓放线和髓质内，且不同种类的肾小管分布部位不同。

①近端小管曲部 仅分布于皮质迷路中，数量较多。管径较大，管腔小而不规则，管壁厚。上皮细胞为单层立方或锥形细胞，细胞较大，界限不清；细胞核呈圆形，位于近细胞基底部，染色较浅；细胞质强嗜酸性，呈深红色；管腔面不整齐（图 17-2(a)）。

②远端小管曲部 基本分布于皮质迷路的肾小体附近。与近端小管曲部相比，数量较少，管径较小，管腔较大而规则，管壁相对较薄。由单层立方上皮围成，细胞较小，分界相对清楚；细胞核呈圆形，位于中央，排列整齐；细胞质嗜酸性较弱，呈浅红色；管腔面较整齐。近肾小体血管极处的远端小管曲部上皮细胞呈柱状，细胞核呈椭圆形且排列紧密，此为致密斑（图 17-2(a)）。

思考：近端小管曲部与远端小管曲部在光学显微镜下如何区分？

③近端小管直部和远端小管直部分布于髓放线和髓质的近皮质处，其结构分别与曲部相似（图 17-2(b)）。

④细段位于髓放线和髓质内，靠近肾乳头的区域。管径细小，管壁为单层扁平上皮，细胞质染色浅，细胞核略突入管腔（图 17-3）。在髓质的肾小管周围可见大量毛细血管。

（3）集合管与乳头管 集合管从髓放线延伸到髓质深层，管径由细逐渐变粗，上皮由单层立方

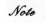

形逐渐增高为柱状,到肾乳头移行为乳头管,呈高柱状。管腔较大,并由细变粗;细胞分界清楚;细胞质染色浅于远端小管,可呈淡粉色,甚至清亮;细胞核呈圆形,位于细胞中央(图17-3(b))。

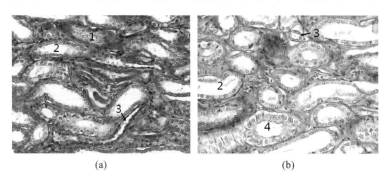

(a)　　　　　　　　　(b)

图17-3　肾髓质(犬肾脏,纵切面,HE染色,高倍镜)

(a)髓质浅部;(b)髓质深部

1.近端小管直部;2.远端小管直部;3.细段;4.集合管

二、输尿管

材料与方法:人输尿管(横切面),HE染色。

1.低倍镜观察　管壁由内而外可分为黏膜、肌层和外膜。管腔面凹凸不平,可见许多突起的结构,为皱襞(图17-4(a))。

(1)黏膜　由上皮和固有层构成。上皮为变移上皮,呈紫蓝色。上皮下方的结缔组织为固有层。

(2)肌层　由平滑肌组成,可见不同的切面。

(3)外膜　纤维膜,由结缔组织构成。

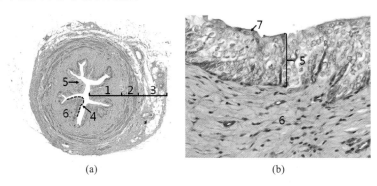

(a)　　　　　　　　　(b)

图17-4　输尿管(人输尿管,横切面,HE染色)

(a)低倍镜;(b)高倍镜

1.黏膜;2.肌层;3.外膜;4.皱襞;5.变移上皮;6.固有层;7.盖细胞

2.高倍镜观察　重点观察黏膜的变移上皮。其表面一层细胞体积大,一个细胞可遮盖其下数个细胞,故称盖细胞。盖细胞细胞核圆、居中,偶见双核;细胞质嗜酸性强,位于腔面的细胞质染色较深。中间层为数层多边形细胞,细胞较大。基底层为一层矮柱状细胞,细胞较小,细胞核染色较深(图17-4(b))。

三、膀胱

(一)膀胱(排空态)

材料与方法:兔膀胱(排空态),HE染色。

1.低倍镜观察　膀胱壁分为黏膜、肌层和外膜三层(图17-5(a))。

（1）黏膜　由上皮和固有层构成，可见许多黏膜皱襞。上皮为变移上皮，较厚。上皮的下方为固有层的结缔组织。

（2）肌层　较厚，大致由内纵行、中环行和外纵行三层平滑肌组成。各层肌纤维相互交错，分界不清。

（3）外膜　大部分为纤维膜（结缔组织），在膀胱顶部则为浆膜（间皮＋结缔组织）。

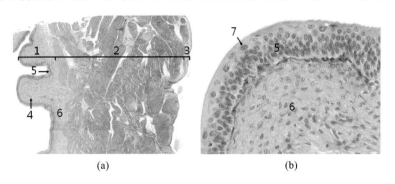

图 17-5　膀胱排空态（兔膀胱，HE 染色）

（a）低倍镜；（b）高倍镜

1. 黏膜；2. 肌层；3. 外膜；4. 皱襞；5. 变移上皮；6. 固有层；7. 盖细胞

思考：膀胱黏膜皱襞是如何形成的？在膀胱充盈和排空时有什么变化？

2. 高倍镜观察　黏膜上皮为变移上皮，较厚，达 8～10 层细胞。表层盖细胞大，呈矩形；多为单核，偶见双核；细胞质染色较浅；深层细胞较小。固有层的结缔组织中有较多的胶原纤维和弹性纤维（图 17-5（b））。

（二）膀胱（充盈态）

材料与方法：兔膀胱（充盈态），HE 染色。

1. 低倍镜观察　与排空态的膀胱相比，除黏膜上皮外，其他结构类似。黏膜皱襞减少或消失；变移上皮变薄，较平（图 17-6（a））。

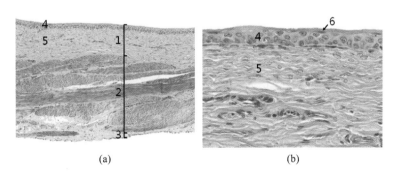

图 17-6　膀胱充盈态（兔膀胱，HE 染色）

（a）低倍镜；（b）高倍镜

1. 黏膜；2. 肌层；3. 外膜；4. 变移上皮；5. 固有层；6. 盖细胞

2. 高倍镜观察　黏膜变移上皮变薄，较平，仅 3～4 层细胞，盖细胞扁平（图 17-6（b））。

（郑慧媛）

思考题
参考答案

第18章　男性生殖系统

【实验内容】

一、睾丸

材料与方法：人睾丸切片，HE 染色。

1. 低倍镜观察　自外向内可见睾丸被膜、睾丸实质。

（1）被膜　表面为单层扁平上皮，即鞘膜脏层；内侧为白膜，较厚，由致密结缔组织组成。

（2）实质　纵隔的结缔组织伸入实质将其分为很多锥形小叶，每个小叶内有大量生精小管；管壁厚，有多层大小不同的生精细胞。生精小管之间为富含血管的睾丸间质。近睾丸纵隔处，可见少量直精小管，上皮呈单层矮柱状，无生精细胞。睾丸纵隔内可见睾丸网，是一些内衬单层立方上皮、大小不等、形状不规则的管道（图 18-1(a)）。

思考：睾丸切片中生精小管为何有如此多不同的形状？

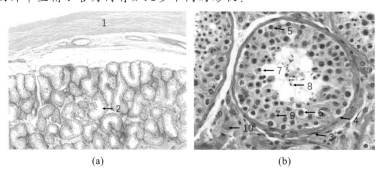

(a) (b)

图 18-1　睾丸(人睾丸，HE 染色)

(a)低倍镜；(b)高倍镜

1.白膜；2.生精小管；3.肌样细胞；4.基膜；5.精原细胞；6.初级精母细胞；

7.精子细胞；8.精子；9.支持细胞；10.睾丸间质细胞

2. 高倍镜观察

1)生精小管　基膜较明显,基膜外侧有长梭形的肌样细胞。生精小管由生精细胞与支持细胞构成(图 18-1(b))。

(1)生精细胞　由外向内可见各级不同发育阶段的生精细胞。

①精原细胞　紧靠基膜,呈圆形或椭圆形;细胞核呈卵圆形或圆形,染色深浅不一;细胞质淡染。

②初级精母细胞　位于精原细胞近腔侧,是生精上皮中最大的生精细胞。胞体呈圆形或椭圆形;细胞核大而圆,核内染色体密集呈丝球状,染色深。

③次级精母细胞　在初级精母细胞近腔侧。由于次级精母细胞存在时间短,并且很快分化为精子细胞,在切片中不易见到。

④精子细胞　位于近腔侧,体积小,呈圆形,处于精子形成过程中的不同变态时期。细胞核小,染色很深。

⑤精子　位于近腔侧,部分游离于管腔中。精子呈蝌蚪形,由头部、细长的体部与尾部组成,头部被染成深蓝色小点状,可嵌于支持细胞顶部;体部与尾部呈淡粉色,游离于腔面,常被切断。

(2)支持细胞　散在分布于生精细胞之间,呈高锥形,细胞界限不清。细胞核多呈三角形或不规则形,染色浅,核膜和核仁清晰可见。

思考:支持细胞对生精细胞起到了哪些作用?

2)睾丸间质细胞　位于生精小管之间的结缔组织中,常成群分布。细胞呈圆形或多边形,体积较大;细胞核圆,有 1～2 个明显的核仁;细胞质嗜酸性,呈红色(图 18-1(b))。

3)直精小管　位于近睾丸纵隔处。管腔内衬单层柱状或立方上皮。

4)睾丸纵隔和睾丸网　睾丸后缘白膜增厚形成睾丸纵隔。纵隔内交织成迷路样的空腔称睾丸网,腔大而不规则,衬有单层扁平或立方上皮(图 18-2)。

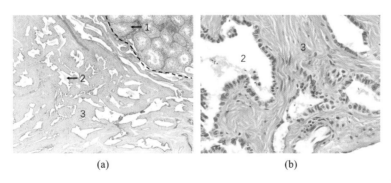

(a)　　　　　　　　　　　　(b)

图 18-2　睾丸纵隔(人睾丸,HE 染色)

(a)低倍镜;(b)高倍镜

1.生精小管;2.睾丸网;3.结缔组织

思考:青春期前后睾丸的生精上皮会发生什么变化?

二、附睾

材料与方法:人附睾切片,HE 染色。

1. 低倍镜观察　可见许多输出小管和附睾管,输出小管仅位于头部,管腔较小且不规则;附睾管管腔较大且规则(图 18-3(a))。

2. 高倍镜观察

(1)输出小管　上皮由高柱状纤毛细胞和低柱状细胞成群相间排列而成,故腔面高低不平。高柱状细胞细胞核呈长形,位于细胞近腔面;细胞质深染,游离面有大量纤毛。低柱状细胞细胞核靠近细胞基底部。小管周围有少量环形平滑肌纤维(图 18-3(b))。

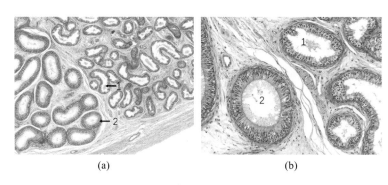
(a)   (b)

图 18-3　附睾(人睾丸,HE 染色)

(a)低倍镜;(b)高倍镜

1.输出小管;2.附睾管

（2）附睾管　上皮为假复层纤毛柱状上皮,由主细胞和基细胞组成。主细胞呈高柱状,细胞核呈椭圆形,染色浅,位于近细胞游离面;细胞的游离面有静纤毛。基细胞呈锥形,位于上皮深层,在切片上只能见到一层排列整齐的小圆形细胞核。上皮外有薄层平滑肌纤维环绕,腔内可见大量精子(图 18-3(b))。

思考:附睾中的精子较睾丸中的精子发生了什么变化?

三、精子

材料与方法:人精液涂片,HE 染色。

1.低倍镜观察　涂片中可见许多散布的精子。正常精子呈蝌蚪状,由头、尾 2 部分组成(图 18-4(a))。

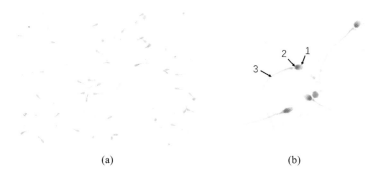
(a)   (b)

图 18-4　精子(人精液涂片,HE 染色)

(a)低倍镜;(b)高倍镜

1.顶体;2.精子头部;3.精子尾部

2.高倍镜观察　精子头部呈卵圆形,细胞核呈深蓝色,核前方有染色浅的顶体。尾部细长,呈浅红色(图 18-4(b))。

思考:精子为何呈蝌蚪形? 这种变形对其功能有何意义?

思政:一个生命的孕育是经过了激烈的竞争和筛选的,每个人都是从千军万马中脱颖而出的胜利者,历经千辛万苦才来到人世间,我们有什么理由不去敬畏生命,珍爱生命呢?

四、前列腺

材料与方法:人前列腺切片,HE 染色。

1.低倍镜观察　前列腺实质有许多大小不等、形状不一的小腔隙,即腺泡和导管(图 18-5(a))。

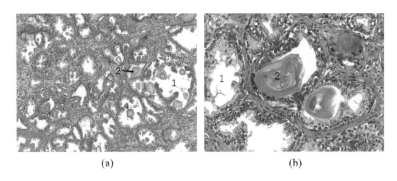

(a)　　　　　　　　　　　(b)

图 18-5　前列腺(人前列腺,HE 染色)

(a)低倍镜;(b)高倍镜

1.前列腺腺泡;2.前列腺凝固体

2.高倍镜观察

(1)被膜及间质　含较多平滑肌纤维的结缔组织,表面的被膜伸入实质,形成支架(间质)。

(2)腺实质　腺泡大小不一,形态不规则,多皱褶,上皮为单层立方、单层柱状或假复层柱状上皮,交错排列;腔内可有粉红色分泌物或呈圆形、嗜酸性的前列腺凝固体。导管与腺泡不易区别,一般皱褶较低,管腔较大,上皮为单层立方或柱状上皮(图 18-5(b))。

(李一欣)

思考题

参考答案

第 19 章 女性生殖系统

【实验内容】

一、卵巢

材料与方法:猫卵巢,HE 染色。

1.低倍镜观察 卵巢可分为被膜、皮质和髓质,皮质和髓质界限不清。卵巢表面光滑,呈卵圆形,周围部分为较厚的卵巢皮质,其内可见大小不等的圆形空泡,是处在不同发育阶段的卵泡,在部分卵巢的皮质内可见较致密的粉红色团块,即为黄体。中央染色较浅、较疏松的窄小部分为髓质。在部分卵巢的一端可见与卵巢系膜相连处,为卵巢门(图 19-1)。

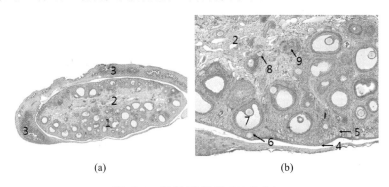

(a)   (b)

图 19-1 卵巢(猫卵巢,HE 染色)

(a)全景图;(b)低倍镜

1.皮质;2.髓质;3.输卵管;4.被膜;5.原始卵泡;6.初级卵泡;7.次级卵泡;

8.闭锁卵泡;9.间质腺

    (1)被膜 表面被覆单层扁平或立方上皮,上皮下为白膜,白膜为薄层结缔组织。二者共同组成被膜。

(2)皮质 位于被膜下方,占卵巢的大部分,含许多大小不一、发育时期不同的卵泡。卵泡间为富含梭形基质细胞的结缔组织,即卵巢基质。卵泡包括原始卵泡、初级卵泡、次级卵泡、成熟卵泡和闭锁卵泡。因成熟卵泡存留时间短,在一般的切片中很难找到。

(3)髓质 位于皮质深层,狭小,由疏松结缔组织构成,血管较多,无卵泡。

2.高倍镜观察 重点观察各发育时期的卵泡(图 19-2)。所有卵泡均由卵母细胞和卵泡细胞构成,其中,除成熟卵泡的卵母细胞为次级卵母细胞外,其他各期卵泡的卵母细胞均为初级卵母细胞。

思考:初级卵母细胞和次级卵母细胞分别处在减数分裂的什么阶段?

(1)原始卵泡 位于皮质浅层,数量多,体积小,由一个圆形的初级卵母细胞和其周围一层扁平的卵泡细胞构成。

(2)初级卵泡 卵泡增大,初级卵母细胞体积也增大,卵泡细胞呈单层立方形或单层柱状,初级卵母细胞与卵泡细胞之间逐渐形成一层均质状、折光性强的透明带。梭形基质细胞围绕卵泡形成卵泡膜。

(3)次级卵泡 卵泡进一步增大。卵泡细胞间出现卵泡腔,腔内可含有卵泡液,呈粉红色。初级卵母细胞和周围的一些卵泡细胞被挤至卵泡一侧,形成卵丘。因切面原因,有的卵泡只切到卵泡腔或部分卵丘,未切到初级卵母细胞。初级卵母细胞增大,围绕初级卵母细胞的一层卵泡细胞呈柱状,呈放射状排列,此即放射冠。另一部分卵泡细胞构成卵泡壁,此处卵泡细胞增生分裂成多层,细胞界限不清,只见到密集排列的圆形细胞核,称为颗粒层,颗粒层的细胞称为颗粒细胞。卵泡周围的卵泡膜由结缔组织构成,并逐渐分化为两层,内膜层位于颗粒层周围,含较多的膜细胞和小血管;外膜层位于内膜层的外面,含环形平滑肌细胞和胶原纤维。

(4)成熟卵泡 体积更大,增大至直径 2 cm 左右,向卵巢表面突出,结构与次级卵泡相似。次级卵母细胞很大;卵泡腔非常大,颗粒层变薄;透明带增厚,放射冠细胞与卵泡细胞之间出现裂隙,卵丘与颗粒层连接部变窄。

思考:为什么切片上很难观察到成熟卵泡?

(5)闭锁卵泡 即退化的卵泡,可发生在卵泡发育的各个阶段,故闭锁卵泡的结构不完全相同,形态差别很大。如发生在初级卵泡,可见初级卵母细胞萎缩,细胞失去圆形结构,细胞核变形,卵泡细胞发生萎缩。如发生在次级卵泡,初级卵母细胞发生萎缩,周围的透明带皱缩、塌陷,形成嗜酸性物质,卵泡腔缩小;颗粒细胞分散,细胞核固缩,其外有时可见染色浅、体积较大的细胞环绕周围,是肥大的卵泡膜内层细胞。

(6)间质腺 由晚期次级卵泡和成熟卵泡闭锁时形成,卵泡膜细胞增大,呈多边形,细胞质为空泡状,染色浅,含脂滴。这些细胞被结缔组织和血管分隔成细胞团或索,即间质腺。

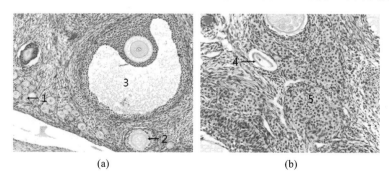

(a)   (b)

图 19-2 卵巢皮质(猫卵巢,HE 染色,高倍镜)

(a)各级卵泡;(b)闭锁卵泡与间质腺

1.原始卵泡;2.初级卵泡;3.次级卵泡;4.闭锁卵泡;5.间质腺

思考:间质腺和黄体如何分辨?

(7)黄体 黄体外面有结缔组织包绕,与周围组织分界清楚(图 19-3)。其内为密集成群的呈粉红色的细胞团。组成黄体的细胞有两种:颗粒黄体细胞与膜黄体细胞。颗粒黄体细胞数量多,位于黄体中央,体积较大,呈多边形;细胞核大,呈圆形或椭圆形,居中;细胞质呈粉红色,可见小空泡状脂滴。膜黄体细胞多位于周边,体积小,形态不规则,染色深,数量较少。

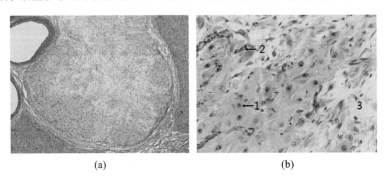

(a)　　　　　　　　　　　(b)

图 19-3 黄体(猫卵巢,HE 染色)

(a)低倍镜;(b)高倍镜

1.颗粒黄体细胞;2.膜黄体细胞;3.结缔组织

黄体退化后被增生的结缔组织取代,形成白色瘢痕,称为白体(图 19-4)。白体边缘卷曲,其内无结构,呈均质红染的梁状、带状或片状。

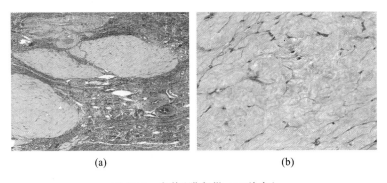

(a)　　　　　　　　　　　(b)

图 19-4 白体(猫卵巢,HE 染色)

(a)低倍镜;(b)高倍镜

思考:切片上是否可以同时观察到黄体和成熟卵泡,为什么?

二、子宫

思政:子宫是女性身体里一座神秘的宫殿,是母亲提供给我们每一个人一生中的"第一套住房",也是我们一生中最温暖、最安全的港湾。所以我们要学会尊重女性,感恩母爱。

材料与方法:人子宫,HE 染色。

(一)增生期子宫

1.低倍镜观察 一侧呈深紫色,为内膜;另一侧染色略浅且表面光滑,为外膜。其余部分很厚,呈红色的部分是肌层。

(1)内膜 由单层柱状上皮和较厚的固有层组成。固有层结缔组织中含大量基质细胞和子宫腺。子宫腺为直管腺,数量不多(图 19-5(a))。螺旋动脉较少,单个散在分布,管壁一侧薄而另一侧厚。内膜可分为 2 层:功能层和基底层,分界不明显。

(2)肌层 很厚,由许多平滑肌束和结缔组织构成。肌纤维排列方向不一致,不能清楚地分层,结缔组织含较多血管。

（3）外膜　在子宫底部和体部为浆膜,其余为纤维膜。浆膜由薄层结缔组织和间皮构成,常脱落,切片中不易看到。

2. 高倍镜观察　主要观察子宫内膜。

（1）上皮为单层柱状上皮,大多为分泌细胞,少量为纤毛细胞。

（2）子宫腺较直,腺腔较小且无分泌物;腺上皮与内膜上皮相同,为单层柱状上皮。

（3）基质细胞数量多,呈梭形或卵圆形,细胞界限不清楚;细胞核较大,呈卵圆形,染色较深。

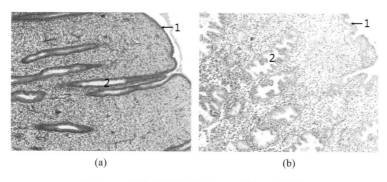

(a)　　　　　　　　(b)

图 19-5　子宫内膜(人子宫,HE 染色,低倍镜)

(a)增生期;(b)分泌期

1.上皮;2.子宫腺

（二）分泌期子宫

1. 低倍镜观察　首先分辨子宫壁的三层,可见内膜与增生期有显著差异(图 19-5(b)),肌层和外膜变化不大。

2. 高倍镜观察　子宫内膜较增生期厚;子宫腺数量多、增长、弯曲,形成大量的突起,腺腔扩大,腔内有分泌物,呈粉红色。螺旋动脉数量较多,成群分布,腔大、壁薄、充血。基质细胞分裂增殖,体积变大;细胞质含脂滴,染色浅,呈空泡状,成为前蜕膜细胞。固有层水肿,可见结缔组织空隙增大。

思考:月经来潮时脱落的结构是子宫内膜的哪一层?

三、输卵管

材料与方法:人输卵管,HE 染色。

1. 低倍镜观察　管壁由黏膜、肌层和浆膜构成。黏膜皱襞多而高,且分支多,几乎充满管腔;肌层为内环行、外纵行两层平滑肌;外膜为浆膜(图 19-6(a))。

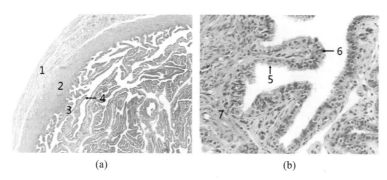

(a)　　　　　　　　(b)

图 19-6　输卵管(人输卵管,HE 染色)

(a)低倍镜;(b)高倍镜

1.外膜;2.肌层;3.黏膜;4.黏膜皱襞;5.纤毛细胞;6.分泌细胞;7.固有层

2. 高倍镜观察　重点观察黏膜。黏膜表面为单层柱状上皮,由纤毛细胞和分泌细胞组成。纤毛细胞较大,细胞核呈圆形或卵圆形,染色略浅,游离面有纤毛。分泌细胞较小,细胞核较长,染色较深,细胞质嗜酸性较强。固有层为疏松结缔组织(图19-6(b))。

思考:为什么输卵管纤毛细胞的纤毛摆动方向是朝向子宫的方向?

四、乳腺

材料与方法:人乳腺,HE染色。

(一)静止期乳腺

1.低倍镜观察 大部分为结缔组织,含少量脂肪细胞。乳腺小叶染色较深,大小不一,分散在结缔组织中。结缔组织中可见成群分布的小叶间导管(图19-7(a))。

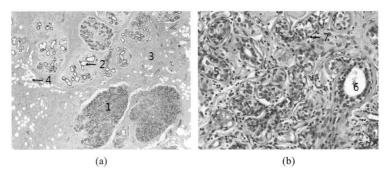

(a) (b)

图19-7 静止期乳腺(人乳腺,HE染色)

(a)低倍镜;(b)高倍镜

1.乳腺小叶;2.小叶间导管;3.结缔组织;4.脂肪组织;5.腺泡;6.导管;7.肌上皮细胞

2.高倍镜观察 腺泡上皮为单层立方或柱状上皮;腺泡腔小,或为无腔的一团细胞;腺泡上皮与基膜间可见较多体积小、呈梭形的肌上皮细胞。腺泡间有导管(图19-7(b))。

(二)活动期乳腺

1.低倍镜观察 乳腺小叶体积较大,结缔组织较少,小叶内的腺泡多,腺泡腔扩大。小叶间和小叶内均可见膨大的导管(图19-8(a))。

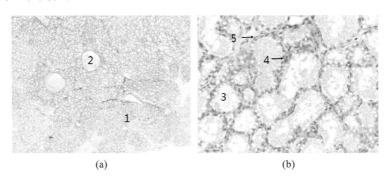

(a) (b)

图19-8 活动期乳腺(人乳腺,HE染色)

(a)低倍镜;(b)高倍镜

1.乳腺小叶;2.小叶间导管;3.腺泡;4.腺泡上皮;5.肌上皮细胞

2.高倍镜观察 腺泡上皮为单层扁平或立方上皮,腺泡内有大量呈红色的乳汁和不规则的脂滴小泡。腺泡上皮中可见肌上皮细胞(图19-8(b))。

思考:乳腺属于内分泌腺还是外分泌腺,为什么?

(郭丹)

思考题

参考答案

第 20 章　胚胎学总论

学习目标

素质目标:通过观察胚胎早期发育过程中的复杂形态演变与畸形胚胎,学会尊重生命与感恩生命;认识到人是经过千挑万选才诞生的,人的出生本身就是胜利,并思考如何预防先天性畸形。

能力目标:通过观察模型、视频、图片等,熟悉受精卵发育、植入和三胚层形成以及分化过程,熟悉胎膜、胎盘的演变过程。

知识目标:掌握胚胎的早期发育过程;掌握胎盘的组成及结构。

【实验内容】

一、胚胎早期发生

(一)受精、卵裂、胚泡形成和植入(第 1 周)

模型观察:观察受精卵通过卵裂形成胚泡和植入过程中的结构演变。

1.受精和卵裂　精子与卵子结合形成受精卵,受精后约 30 小时,受精卵开始分裂为 2 个卵裂球。受精后第 3 天,卵裂球数目为 12~16 个,称桑葚胚(图 20-1)。

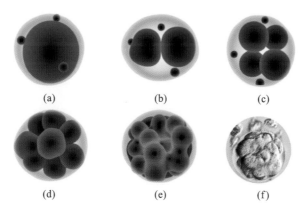

图 20-1　卵裂模型和光镜图
(a)受精卵;(b)2 细胞期;(c)4 细胞期;(d)8 细胞期;(e)、(f)桑葚胚

2.胚泡形成　受精后第 4 天,卵裂球数目达到 100 多个,呈囊泡状,称胚泡。胚泡由滋养层、内细胞群和胚泡腔构成(图 20-2)。

3.植入　始于受精后第 5~6 天,终止于第 11~12 天。植入过程中,滋养层细胞增殖分化为外层的合体滋养层和内层的细胞滋养层。植入后的子宫内膜功能层演变为蜕膜(图 20-3)。

Note

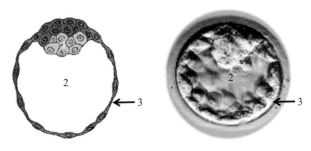

图 20-2　胚泡模型和光镜图
1.内细胞群;2.胚泡腔;3.滋养层

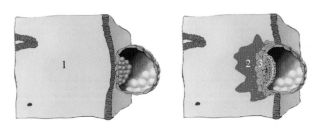

图 20-3　植入过程模型图
1.蜕膜;2.合体滋养层;3.细胞滋养层

(二)胚层形成与胚盘(第2~3周)

模型观察:观察胚层形成过程中的结构演变和胚盘的相关结构。

1.二胚层胚盘及其相关结构　受精后第2周,内细胞群分化为上、下胚层,形成圆盘状的二胚层胚盘。上胚层与滋养层之间出现充满液体的羊膜腔,被羊膜包绕;下胚层的细胞沿周缘延伸,包卷围成卵黄囊。受精后第10天,胚泡腔内出现一些散在的细胞和细胞外基质,即为胚外中胚层(图20-4)。

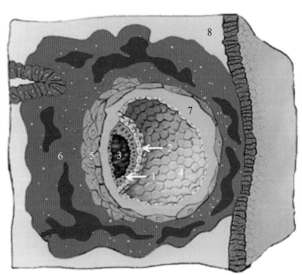

图 20-4　二胚层胚盘及其相关结构模型图
1.上胚层;2.下胚层;3.羊膜腔;4.卵黄囊;5.细胞滋养层;6.合体滋养层;7.胚外中胚层;8.蜕膜

2.三胚层胚盘及其相关结构　受精后第3周,在上胚层正中线形成原条和原结,原条细胞和原结细胞向上、下胚层之间迁移,形成原沟和原凹(图20-5(a))。由原条迁移到上、下胚层之间的细胞逐渐扩展形成中胚层,少部分上胚层细胞迁移入下胚层,并替代下胚层细胞,形成内胚层;原来的上胚层成为外胚层(图20-5(b))。由原凹迁移的细胞向头端移动,形成脊索。脊索头端和原条尾端各有一个无中胚层的小区,分别称为口咽膜和泄殖腔膜(图20-5(c))。

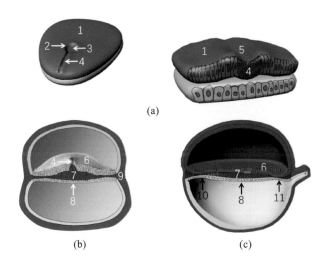

图 20-5　三胚层胚盘及其相关结构模型图

(a)原条形成;(b)三胚层胚盘(冠状面);(c)三胚层胚盘(矢状面)

1.上胚层;2.原结;3.原凹;4.原条;5.原沟;6.外胚层;7.中胚层;8.内胚层;

9.胚外中胚层;10.口咽膜;11.泄殖腔膜

(三)胚体形成(第 4～8 周)

模型观察:观察胚体形成过程中的结构演变。

受精后第 3～4 周,已形成神经管、脊索和体节。第 4 周,胚体逐渐形成,眼鼻耳原基初现。第 5 周,胚体屈向腹侧,肢芽出现,手板明显。第 6 周,肢芽分为两节,足板明显。第 7 周,手、足板相继出现指(趾)雏形,体节消失,颜面形成。第 8 周末,手指、足趾明显,指(趾)出现分节,眼睑出现,尿生殖膜和肛膜先后破裂,外阴可见,性别不分,生理性脐疝明显,初具人形(图 20-6)。

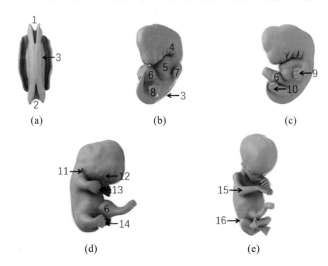

图 20-6　胚体外形变化模型图

(a)人胚第 4 周初;(b)人胚第 5 周;(c)人胚第 6 周;(d)人胚第 7 周;(e)人胚第 8 周

1.前神经孔;2.后神经孔;3.体节;4.鳃弓;5.心突;6.生理性脐疝;7.上肢芽;8.下肢芽;

9.指放线;10.趾放线;11.外耳;12.眼睑;13.蹼状指;14.蹼状趾;15.肘屈;16.膝屈

思政:"十月怀胎,一朝分娩",思考这句话所描述的起点与终点。母亲孕育生命是不易且伟大的,我们应当心存感恩,珍爱生命。

思考与思政:常见的先天性畸形有哪些?环境中的污染是造成胎儿先天性畸形的原因之一,历史上也曾多次出现环境污染导致先天性畸形的大事件。近年来,我国经济社会发展在进行全面绿色转型,也必将多方位起到民生改善作用,开启人与自然和谐共生的现代化新征程。

二、胎膜和胎盘

（一）胎膜

模型和切片观察：观察胎膜的大体结构和三级绒毛干、脐带的显微结构。

1. 绒毛膜 包在胚体最外面，靠近基蜕膜的部分为丛密绒毛膜，朝向包蜕膜的部分为平滑绒毛膜（图 20-7）。绒毛膜来源于滋养层和胚外中胚层，三级绒毛干的表面为滋养层，中轴为胚外中胚层分化而来的结缔组织和血管（图 20-8）。基蜕膜与其相邻的丛密绒毛膜一起形成胎盘。

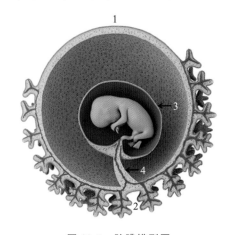

图 20-7 胎膜模型图

1.平滑绒毛膜；2.丛密绒毛膜；3.羊膜；4.脐带

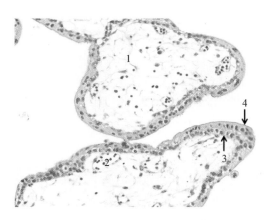

图 20-8 三级绒毛干光镜图（人绒毛膜，HE 染色）

1.结缔组织；2.毛细血管；3.细胞滋养层；4.合体滋养层

2. 羊膜 由羊膜细胞和胚外中胚层一起构成的半透明薄膜。羊膜细胞可分泌羊水进入羊膜腔内，使胚胎浸在羊水中（图 20-7）。

3. 卵黄囊 位于原始消化管腹侧，随着头褶、侧褶和尾褶的形成，卵黄囊的顶端和内胚层一起被卷入胚体，形成原始消化管，留在胚体外的卵黄囊逐渐退化消失。

4. 尿囊 从卵黄囊尾侧向体蒂内伸出的一个盲管。尿囊参与膀胱、脐中韧带、脐动脉和脐静脉的形成。

5. 脐带 连接脐部和胎盘，是随着胚体的卷折，将体蒂、卵黄囊、尿囊等结构包裹起来的带状结构（图 20-7）。脐带表面覆有羊膜，内含 2 条脐动脉和 1 条脐静脉，血管之间为黏液性结缔组织。脐动脉腔小，管壁厚；脐静脉大而圆，管壁较薄（图 20-9）。

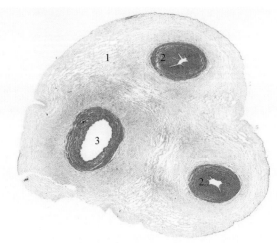

图 20-9 脐带光镜图（人脐带，HE 染色）

1.黏液性结缔组织；2.脐动脉；3.脐静脉

 Note

92

思考:脐动脉与脐静脉分别流的是什么血液?

(二)胎盘

大体标本和切片观察:观察胎盘的大体结构和基蜕膜、绒毛间隙、游离绒毛的显微结构。

胎盘由胎儿面的丛密绒毛膜和子宫的基蜕膜共同组成,足月的胎盘呈圆盘形,中央厚而周边薄。胎儿面较为光滑,表面为羊膜,近中央有脐带附着;母体面凹凸不平,可见胎盘小叶(图 20-10)。光镜下可见绒毛膜板伸出绒毛干,绒毛干上长有游离绒毛,绒毛间隙可见母体血液(图 20-11)。

思考:胎盘屏障的组成包括哪些显微结构?

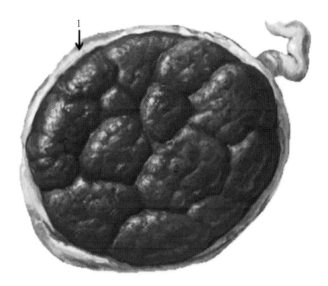

图 20-10　胎盘大体标本图(母体面)
1.羊膜;2.胎盘小叶

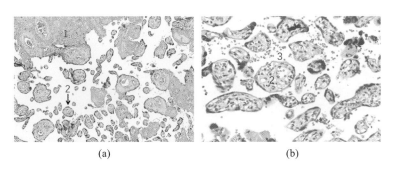

(a)　　　　　　　　　　　(b)

图 20-11　胎盘光镜图(人胎盘,HE 染色)
(a)低倍镜;(b)高倍镜
1.基蜕膜;2.游离绒毛;3.绒毛间隙的母体血液

思考题
参考答案

(王广)

第 21 章　颜面和四肢的发生

学习目标

素质目标:关怀先天性唇、腭裂、面斜裂、四肢畸形的患儿及其家庭,培养职业道德,树立为健康服务意识。

能力目标:能通过学习知识点、观看模型,深刻理解颜面和四肢发生过程中的形态改变;培养深入分析先天性畸形成因的能力。

知识目标:掌握颜面发生的常见畸形;熟悉颜面和腭的发生过程;了解四肢的发生和肢体畸形。

【实验内容】

一、颜面的发生

模型观察:观察颜面发生过程中的胚胎结构变化。

颜面的发生基于 5 个隆起,即额鼻突、左右上颌突和左右下颌突,共同围成口凹。口凹的底是口咽膜,此膜分隔口凹与原始咽。继而口咽膜破裂,口凹与原始咽相通(图 21-1)。

思考:口咽膜是何时形成,如何形成的?

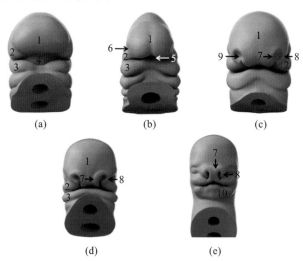

图 21-1　颜面的发生模型图

(a)人胚第 4 周;(b)人胚第 5 周初期;(c)人胚第 5 周中期;(d)人胚第 5 周末期;(e)人胚第 6 周

1.额鼻突;2.上颌突;3.下颌突;4.口咽膜;5.口凹;6.鼻板;7.内侧鼻突;8.外侧鼻突;9.鼻窝;10.下颌

人胚发育第 4 周末,在额鼻突的下缘两侧,局部外胚层增厚,形成左、右鼻板。继而鼻板中央向原始口腔凹陷,形成鼻窝,鼻窝两侧的隆起称内侧鼻突和外侧鼻突。第 5 周,左、右下颌突在中线愈合,发育形成下颌和下唇。继而左、右上颌突也向中线生长,于第 6~7 周时,分别与同侧的外侧鼻突和内侧鼻突愈合,形成上颌和上唇的外侧大部分。此后左、右内侧鼻突逐渐在中线融合,形成人中和上唇的中央部分。两侧的外侧鼻突形成鼻侧壁和鼻翼。额鼻突向唇的方向生长,分别形成前额、鼻梁和鼻尖(图 21-1)。

思考:颜面是如何发生的?

二、腭的发生

模型观察:观察腭发生过程中的胚胎结构变化。

腭发生于人胚第 5~12 周,由一个正中腭突和两个外侧腭突相互融合而成。

左、右内侧鼻突愈合处的内侧面间充质增生,向原始口腔内形成一个短小的突起,称为正中腭突,它形成腭前部的一小部分(图 21-2(a))。

左、右上颌突内侧的间充质增生,向原始口腔内各形成一个扁平突起,称为外侧腭突(图 21-2(a))。伴随外侧腭突的发生和生长,舌也在发生。两个外侧腭突在舌两侧呈向下和水平方向相对生长,最终在中线处愈合,形成腭的大部(图 21-2(b))。其前缘与正中腭突愈合,正中交汇处残留切齿孔。腭前部形成硬腭,后部形成软腭和悬雍垂(图 21-2(c))。

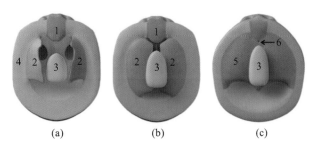

图 21-2　腭的发生模型图(口腔顶部观)

(a)人胚第 6 周;(b)人胚第 7 周;(c)人胚第 10 周

1.正中腭突;2.外侧腭突;3.舌;4.上颌;5.腭;6.切齿孔

三、四肢的发生

模型观察:观察四肢发生过程中的胚胎结构变化。

人胚第 4 周末,胚体左、右外侧体壁上先后出现两对小隆起,即上肢芽与下肢芽(图 21-3(a))。肢芽逐渐增长、变粗,第 5 周,肢芽的终末部分变扁,形成手板,第 6 周,足板形成(图 21-3(b))。随后出现远端和近端两个收缩环,将上肢芽分为上臂、前臂和手,下肢芽分为大腿、小腿和足(图 21-3(c))。随着肢体伸长和关节形成,肢体由最初的向前外侧伸直方位转向体壁弯曲。手板和足板的远端各出现四条纵行凹沟,呈蹼状。至第 7~8 周,凹沟中间的细胞不断凋亡,手指和足趾形成(图 21-3(d))。

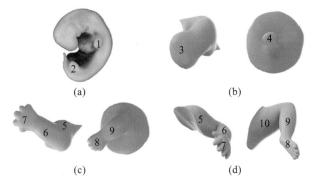

图 21-3　四肢的发生模型图

(a)上肢芽和下肢芽;(b)手板和足板;(c)人胚第 6 周示肢芽分节;(d)人胚第 8 周示肢芽分节

1.上肢芽;2.下肢芽;3.手板;4.足板;5.上臂;6.前臂;7.手;8.足;9.小腿;10.大腿

四、颜面和四肢发生的相关畸形

模型和临床实例观察：观察颜面和四肢发生的相关畸形的临床表征。

1.唇裂　最常见的颜面畸形，多发生于上唇。唇裂多为单侧，也可见双侧唇裂及上唇或下唇的正中唇裂(图21-4)。

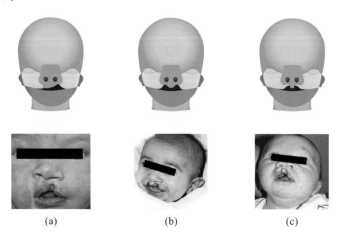

图 21-4　唇裂模型和临床实例图
(a)单侧唇裂；(b)双侧唇裂；(c)正中唇裂

2.腭裂　有单侧前腭裂、双侧前腭裂、正中腭裂及全腭裂。腭裂常伴有唇裂(图21-5)。

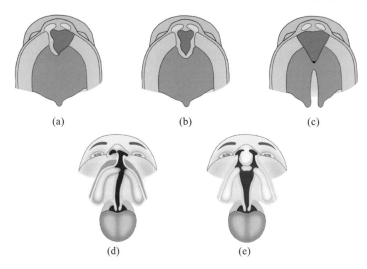

图 21-5　腭裂模型图(口腔顶部观)
(a)单侧前腭裂合并唇裂；(b)双侧前腭裂合并唇裂；(c)正中腭裂；(d)单侧全腭裂合并唇裂；(e)双侧全腭裂合并唇裂

3.面斜裂　少见的面部畸形，位于眼内眦和口角之间(图21-6)。面斜裂常伴有唇裂。

4.四肢畸形　种类甚多。一类是肢体形成障碍，如无肢、残肢、海豹样手或足畸形。另一类是肢体分化障碍，如关节发育不良、骨畸形、多指(趾)、并指(趾)等。此外，马蹄内翻足(即足底内翻)亦较常见(图21-7)。

思考：先天性畸形的发生受哪些因素影响？如何避免先天性畸形的发生？

思政：国家采取了哪些措施帮助和关爱此类患儿及其家庭？作为医务工作者，你应该如何对待这些患儿？你能为这些患儿及其家庭做些什么？

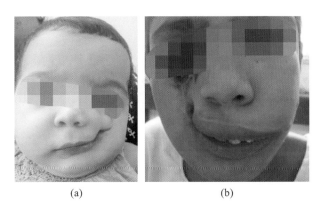

图 21-6 面斜裂临床实例图

（a）左侧面斜裂；（b）右侧面斜裂

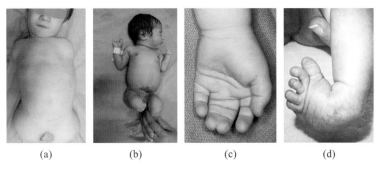

图 21-7 四肢畸形临床实例图

（a）无肢畸形；（b）残肢畸形；（c）并指；（d）马蹄内翻足

思考题

参考答案

（张莉）

第22章 消化系统和呼吸系统的发生

学习目标

素质目标:能向患者家属解释消化系统和呼吸系统常见畸形的形成原因,关怀患儿及其家庭,树立为健康服务意识。

能力目标:结合模型和标本进行观察,培养空间想象能力,能理解原始消化管、喉气管憩室的形成和分化以及相关畸形的发生。

知识目标:掌握消化系统和呼吸系统发生的原基及其主要分化结构,以及先天性脐疝、脐粪瘘、肛门闭锁、气管食管瘘、透明膜病的形成原因;熟悉咽和咽囊的发生和演变。

【实验内容】

消化系统和呼吸系统主要起源于内胚层。

一、消化系统的发生

消化系统的发生原基为原始消化管。

(一)消化系统发生的过程

模型观察:观察消化管和消化腺发生过程中的胚胎结构和演变。

1. 原始消化管的发生 人胚第3周末,卵黄囊的顶连同内胚层被卷曲到胚体内形成一条纵行的原始消化管(也称为原肠),原始消化管由前肠、中肠和后肠三部分组成(图22-1)。

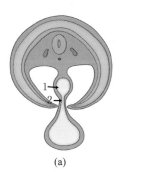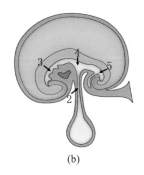

(a)　　　　　　　　　　(b)

图 22-1　原始消化管的发生模型图

(a)人胚第3周(横切面);(b)人胚第3周(矢状面)

1.原肠;2.卵黄管;3.前肠;4.中肠;5.后肠

2. 咽和咽囊的演变 前肠头端扁平、漏斗状膨大的部分为原始咽,其两侧壁向外膨出形成5对咽囊,分别与其外侧的5对鳃沟相对应(图22-2)。

思考:各对咽囊将分化为哪些结构?第3对和第4对咽囊的位置在发育过程中有何变化?

98

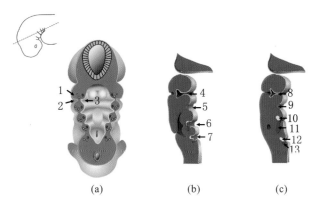

图 22-2　咽囊的发生和演变模型图

(a)咽囊的位置;(b)咽囊的组成;(c)咽囊的演变

1.鳃弓;2.鳃沟;3.咽囊;4.第 1 咽囊;5.第 2 咽囊;6.第 3 咽囊;7.第 4 咽囊;8.咽鼓管及鼓室;

9.扁桃体;10.下甲状旁腺原基;11.胸腺原基;12.上甲状旁腺原基;13.后鳃体

3.食管和胃的发生　食管由原始咽尾侧的一段原始消化管分化而来。人胚第 4 周时,在食管尾端的前肠出现一个梭形膨大,即胃的原基(图 22-3)。

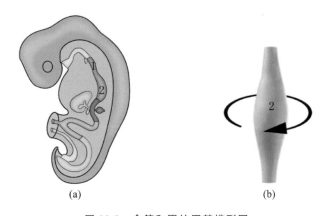

图 22-3　食管和胃的原基模型图

(a)食管和胃的原基;(b)胃的转位

1.食管;2.胃

4.肠的发生　人胚第 4 周时,原始消化管中段形成一突向腹侧脐腔内的 U 形中肠祥。肠祥在脐腔中生长的同时沿逆时针方向旋转 90°。尾支在近卵黄蒂处突起形成盲肠突。人胚第 10 周,肠祥从脐腔退回腹腔并沿逆时针方向再旋转 180°(图 22-4)。

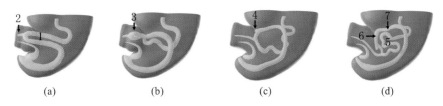

图 22-4　中肠祥的旋转和演变模型图

(a)中肠祥突向脐腔(b)、(c)中肠祥转位(d)中肠祥演变

1.中肠祥;2.卵黄管;3.盲肠突;4.盲肠;5.小肠;6.升结肠;7.横结肠

后肠末段为泄殖腔,发育过程中尿直肠隔将泄殖腔分为背侧的原始直肠和腹侧的尿生殖窦(图 22-5)。

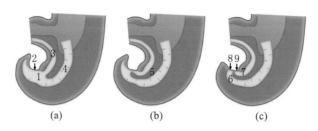

图 22-5 泄殖腔的分隔模型图

(a)泄殖腔的位置;(b)泄殖腔的分隔;(c)泄殖腔的演变

1.泄殖腔;2.泄殖腔膜;3.尿囊;4.后肠;5.尿直肠隔;

6.原始直肠;7.尿生殖窦;8.肛膜;9.尿生殖膜

5.肝脏和胆囊的发生 人胚第 4 周初,前肠末端的内胚层增生,形成肝憩室,肝憩室是肝脏、胆囊和胆管的发生原基(图 22-6)。

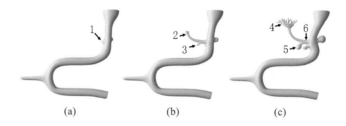

图 22-6 肝脏和胆囊的发生模型图

(a)肝憩室的位置;(b)肝憩室的分支;(c)肝憩室的演变

1.肝憩室;2.肝憩室头支;3.肝憩室尾支;4.肝脏;5.胆囊;6.胆总管

6.胰腺的发生 人胚第 4 周末,前肠末端的内胚层增生,形成背胰芽和腹胰芽,胰芽是胰腺发生的原基(图 22-7)。

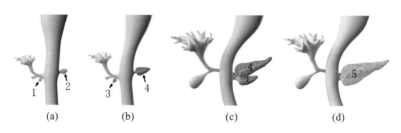

图 22-7 胰腺的发生模型图

(a)胰芽的出现;(b)背胰和腹胰的形成;(c)背胰和腹胰的转位融合;(d)胰腺的形成

1.腹胰芽;2.背胰芽;3.腹胰;4.背胰;5.胰腺

(二)消化系统发生的相关畸形

1.消化管狭窄或闭锁 主要发生于食管和十二指肠。

2.先天性脐疝或脐膨出 胎儿出生时,肠管或者其他脏器通过未闭锁脐腔膨出腹壁外。

3.卵黄蒂相关的畸形 包括脐粪瘘、卵黄管囊肿、脐窦、回肠憩室。

4.肛门闭锁(不通肛) 肛膜未破,或肛凹未能与直肠末端相通。

5.肠袢异常旋转 当肠袢从脐腔退回腹腔时旋转异常。

思考:图 22-8 所示的畸形是肠袢哪些步骤的旋转异常所致?

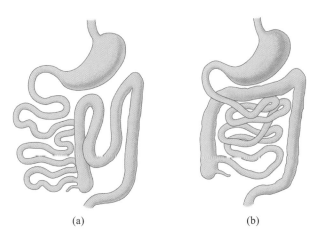

(a)　　　　　　　　　　　　(b)

图 22-8　肠袢异常旋转所致畸形模型图（腹面观）

（a）左位结肠畸形；（b）横结肠异位畸形

二、呼吸系统的发生

除鼻腔上皮来源于外胚层外，呼吸系统的其他部分上皮均起源于原始消化管的内胚层。

（一）呼吸系统发生的过程

模型观察：观察呼吸系统发生过程中的胚胎结构和演变。

人胚第 4 周初，原始咽底壁正中向腹侧呈囊状突起，形成喉气管憩室。喉气管憩室是呼吸系统发生的原基，起始段形成气管（图 22-9）。

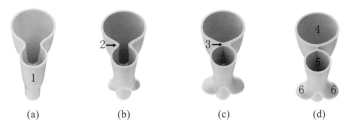

(a)　　　　　(b)　　　　　(c)　　　　　(d)

图 22-9　喉气管憩室的发生和演变模型图（腹面观）

（a）、（b）喉气管憩室的出现；（c）气管食管隔的形成；（d）气管的形成

1.喉气管憩室；2.气管食管嵴；3.气管食管隔；4.食管；5.气管；6.肺芽

人胚第 4 周末，喉气管憩室的末端可见左、右两个肺芽，左、右肺芽分别形成左、右主支气管，并且反复分支形成肺内支气管的各级分支（图 22-10）。

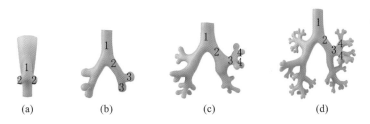

(a)　　　　　(b)　　　　　(c)　　　　　(d)

图 22-10　支气管的发生模型图

（a）主支气管的形成；（b）叶支气管的形成；（c）段支气管的形成；（d）支气管树的形成

1.气管；2.主支气管；3.叶支气管；4.段支气管

（二）呼吸系统发生的相关畸形

1. 气管食管瘘　气管与食管之间有瘘管相连通。

2. 透明膜病　Ⅱ型肺泡细胞分化不良,致使肺泡表面张力增大。

（苏中静）

第 23 章 泌尿系统和生殖系统的发生

学习目标

　　素质目标:通过对泌尿系统和生殖系统发生过程的学习,激发对生命发生的好奇心,理解人体发生的时空性和动态性,培养对生命的敬畏之心以及严谨求实的科学精神。

　　能力目标:能利用器官发生模型观察泌尿系统和生殖系统的结构,能利用模型或图片准确、规范地描述泌尿和生殖系统发生的基本过程。

　　知识目标:掌握后肾、膀胱和尿道、未分化性腺、睾丸、卵巢及男、女性生殖管道的发生过程;熟悉前肾、中肾以及外生殖器的发生过程;了解泌尿系统和生殖系统先天性畸形的发生原理。

【实验内容】

　　泌尿系统和生殖系统的主要器官均起源于间介中胚层。人胚第 4 周初,间介中胚层的头段呈节段性生长为生肾节,尾段呈条索状增生为生肾索。第 4 周末,生肾索细胞增生并突向体腔,形成一对尿生殖嵴。尿生殖嵴随后分为外侧的中肾嵴和内侧的生殖腺嵴,生殖腺嵴是男、女生殖腺发生的原基(图 23-1(a))。到第 7 周,生殖腺才能分辨出睾丸或卵巢,生殖管道和外生殖器的性别分化时间则更晚。

一、泌尿系统的发生

(一)肾和输尿管的发生

模型观察:观察肾和输尿管发生过程中的胚胎结构和演变。

1. 前肾的发生 人胚第 4 周初,生肾节形成前肾小管和前肾管,共同构成前肾(图 23-1(b))。

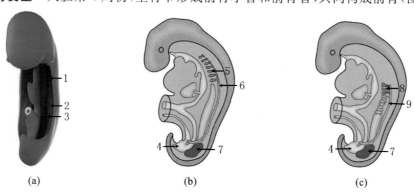

(a) (b) (c)

图 23-1 前肾和中肾的发生模型图

(a)人胚第 4 周;(b)前肾的发生;(c)中肾的发生

1.生肾节;2.中肾嵴;3.生殖腺嵴;4.泄殖腔;5.前肾小管;6.前肾管;7.生后肾组织;8.中肾小管;9.中肾管

Note

103

2.中肾的发生 人胚第 4 周末,生肾索内的中肾嵴形成中肾小管和中肾管,共同构成中肾(图 23-1(c))。

3.后肾和输尿管的发生 人胚第 5 周初,中肾管向背外侧壁突起形成输尿管芽,输尿管芽末端周围为生后肾组织。输尿管芽和生后肾组织共同构成后肾(图 23-2(a))。

输尿管芽反复分支,其主干发育为输尿管,末端各级分支形成肾盂、肾大盏、肾小盏和各级集合管(图 23-2(b))。生后肾组织形成肾小囊和肾小管,随后血管球长入肾小囊形成肾小体。肾小体与肾小管共同组成肾单位。

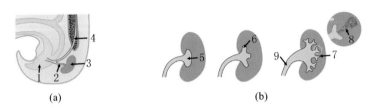

图 23-2 后肾和输尿管的发生模型图

(a)人胚第 5 周(内部侧面观);(b)输尿管芽的演变

1.泄殖腔;2.输尿管芽;3.生后肾组织;4.中肾管;5.肾盂;6.肾大盏;7.肾小盏;8.集合管;9.输尿管

思考:输尿管芽演变时,如果同侧同时发出两个输尿管芽会有何后果?

(二)膀胱和尿道的发生

模型观察:观察膀胱和尿道发生过程中的胚胎结构和演变。

人胚第 4~7 周,泄殖腔被尿直肠隔分隔为背侧的原始直肠和腹侧的尿生殖窦,尿生殖窦分上、中、下三段。上段宽大,发育为膀胱,其顶端与脐尿管相连;中段狭窄,在女性发育为尿道大部分,在男性发育为尿道前列腺部和膜部;下段扁平,在女性发育为尿道下段和阴道前庭,在男性发育为尿道海绵体部(图 23-3)。

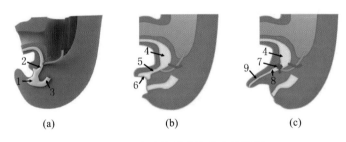

图 23-3 膀胱和尿道的发生模型图

(a)未分化期;(b)女性;(c)男性

1.泄殖腔;2.尿生殖窦;3.原始直肠;4.膀胱;5.尿道;6.阴道前庭;

7.尿道前列腺部;8.尿道膜部;9.尿道海绵体部

思考:尿生殖窦演变时,如果其顶端的脐尿管未发生闭锁将会导致什么后果?

(三)泌尿系统发生的相关畸形

临床实例观察:观察泌尿系统常见先天性畸形的临床表征。

1.多囊肾 集合管盲端和远端小管未接通,肾内出现大小不等的囊泡,囊泡挤压周围正常肾组织(图 23-4)。

2.异位肾 肾上升过程受阻,多位于盆腔内,也有位于腹腔低位处。

3.马蹄肾 肾上升时被肠系膜下动脉根部所阻,两肾下端融合呈马蹄形。

4.肾缺如 又称肾不发生,未长出输尿管芽,或者输尿管芽未能诱导生后肾组织分化为后肾所致。

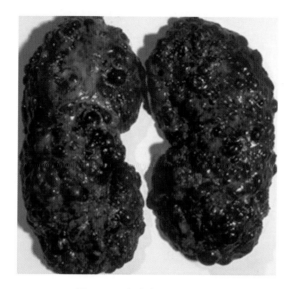

图 23-4　多囊肾临床实例图

5. 双输尿管　输尿管芽过早分支或同侧形成两个输尿管芽所致。

6. 脐尿瘘　脐尿管未闭锁,出生后尿液可从脐部溢出。

7. 膀胱外翻　下腹正中部与膀胱前壁的结缔组织及肌组织缺如,致使表皮和膀胱前壁破裂,膀胱黏膜外翻、暴露于外。男性发生率高于女性,并常伴有尿道上裂。

二、生殖系统的发生

(一)生殖腺的发生

模型观察:观察睾丸和卵巢发生过程中的胚胎结构和演变。

1. 未分化性腺的发生　人胚第 5 周,生殖腺嵴表面上皮向下方的间充质长入,形成初级性索。第 6 周,原始生殖细胞经后肠背侧系膜,迁入生殖腺嵴的初级性索内,此时尚不能辨认性别,故称未分化性腺。

思考:未分化性腺的性别分化与什么因素有关?

2. 睾丸的发生　人胚第 7 周,胚胎的性染色体为 XY 时,未分化性腺向睾丸方向分化。初级性索继续增殖,发育为呈放射状排列的睾丸索,进而发育为生精小管、直精小管和睾丸网。原始生殖细胞发育、增殖、分化为精原细胞,初级性索上皮细胞发育、分化为支持细胞。第 8 周,初级性索表面上皮下方形成白膜,生精小管之间的间充质分化为睾丸间质和间质细胞(图 23-5)。

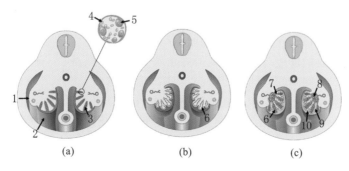

图 23-5　睾丸的发生模型图

(a)初级性索的形成;(b)初级性索的发育;(c)生精小管的形成

1. 中肾嵴;2. 生殖腺嵴;3. 初级性索;4. 支持细胞;5. 精原细胞;

6. 生精小管;7. 直精小管;8. 睾丸网;9. 睾丸间质;10. 白膜

Note

3. 卵巢的发生　胚胎的性染色体为 XX 时,未分化性腺向卵巢方向分化。人胚第 10 周,初级性索退化,生殖腺嵴表面上皮再度增殖形成次级性索。次级性索形成卵巢皮质,表面上皮下方形成白膜。第 16 周,次级性索断裂形成许多细胞团,细胞团发育成为原始卵泡,卵泡间的间充质分化为卵巢间质。每个原始卵泡中央有一个由原始生殖细胞分化而成的卵原细胞,周围有一层由次级性索上皮细胞分化而成的卵泡细胞(图 23-6)。

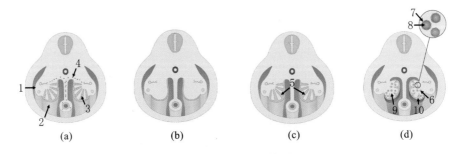

图 23-6　卵巢的发生模型图

(a)初级性索的形成;(b)初级性索的退化;(c)次级性索的形成;(d)原始卵泡的形成

1.中肾嵴;2.生殖腺嵴;3.初级性索;4.原始生殖细胞;5.次级性索;

6.原始卵泡;7.卵泡细胞;8.卵原细胞;9.卵巢间质;10.白膜

4. 睾丸和卵巢的下降　生殖腺最初位于腹后壁,尾端到阴唇阴囊隆起之间,有一条长索状引带。随着胚体逐渐长大,引带相对缩短,导致生殖腺下降。人胚第 3 个月时,卵巢停留在骨盆缘下方,睾丸则继续下降,于第 7～8 个月时抵达阴囊。

思考:如果睾丸下降过程中出现障碍而停留在腹腔或腹股沟管内,会导致什么后果?

(二)生殖管道的发生

模型观察:观察生殖管道发生过程中的胚胎结构和演变。

1. 未分化期生殖管道的发生　人胚第 6 周,胚胎内有中肾管和中肾旁管两对生殖管道。中肾管分为头、中、尾三段;中肾旁管分上、中、下三段,下段末端突入尿生殖窦的背侧壁,形成窦结节。

2. 男性生殖管道的发生　如果生殖腺分化为睾丸,则中肾管发育,中肾旁管退化。中肾管头段演变为附睾管,中段演变为输精管,尾段演变为射精管和精囊。中肾小管大部分退化,仅靠近睾丸的部分发育为输出小管。

3. 女性生殖管道的发生　如果生殖腺分化为卵巢,则中肾旁管发育,中肾管退化。中肾旁管上段和中段演变为输卵管,下段融合发育为子宫和阴道穹窿部。窦结节增生形成阴道的中段和下段,下段末端对应的尿生殖窦膜形成处女膜。

思考:如果中肾旁管下段未融合会导致什么后果?

(三)外生殖器的发生

模型观察:观察外生殖器发生过程中的胚胎结构和演变。

1. 未分化期外生殖器的发生　未分化期的外生殖器由生殖结节、一对尿生殖褶和一对阴唇阴囊隆起组成。尿生殖褶之间的凹陷为尿生殖沟,沟底为尿生殖膜。

2. 男性外生殖器的发生　如果生殖腺分化为睾丸,生殖结节伸长和增粗,形成阴茎。左、右尿生殖褶在腹侧中线愈合,形成尿道海绵体部。左、右阴唇阴囊隆起在中线愈合,形成阴囊。

3. 女性外生殖器的发生　如果生殖腺分化为卵巢,生殖结节略增大,形成阴蒂。左、右尿生殖褶不愈合,发育形成小阴唇。左、右阴唇阴囊隆起大部分不愈合,发育形成大阴唇,其头端合并形成阴阜,尾端合并形成阴唇后联合。尿生殖沟扩展,形成阴道前庭。

思考:外生殖器的性别分化与什么因素有关?

(四)生殖系统发生的相关畸形

临床实例观察:观察生殖系统常见先天性畸形的临床表征。

1. 隐睾　出生后,睾丸未完全降入阴囊,停留在腹腔内或腹股沟管等处(图 23-7)。

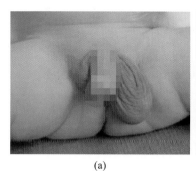 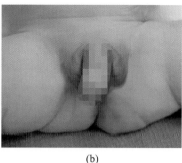

(a)　　　　　　　　　　　(b)

图 23-7　隐睾临床实例图

(a)单侧隐睾(右侧);(b)双侧隐睾

2. 先天性腹股沟疝　腹膜腔与鞘膜腔之间的通道没有闭合或闭合不全,当腹压增大时,部分小肠可突入鞘膜腔内,形成先天性腹股沟疝。

3. 子宫畸形　多由左、右中肾旁管的下段合并异常所致,常见类型有双子宫、双角子宫、中隔子宫等。

4. 阴道闭锁　窦结节未形成阴道板,或阴道板未能形成管腔所致。

5. 两性畸形　性分化异常导致的性别畸形,外生殖器的形态介于男、女性之间,很难以外生殖器的形态来确定个体的性别。其分为真两性畸形和假两性畸形两大类,假两性畸形又分为男性假两性畸形和女性假两性畸形两类。

思政:传承红色基因,争做强国青年。人体的发育从细胞、组织到器官都与基因的精准调控密切相关,这与个人的成长有何联系?

思考题

参考答案

(李锦新)

第 24 章　心血管系统的发生

学习目标

素质目标:具备诊断先天性心脏病的专业素质;关怀患儿及其家庭,培养沟通技能,树立为健康服务意识。

能力目标:锻炼理解胚胎发育过程中心脏结构变化的时空想象能力;培养分析心脏先天性畸形成因的能力。

知识目标:掌握房间隔缺损、室间隔缺损、法洛四联症及动脉导管未闭的成因;熟悉心脏内部的分隔,了解心脏外形的形成;了解胚胎早期血液循环的建立。

【实验内容】

心血管系统是胚胎发育中最早行使功能的系统,主要由中胚层分化而来。

一、原始心血管系统的建立

人胚约第 15 天,在卵黄囊壁、体蒂和绒毛膜的胚外中胚层可见血岛和丛状分布在胚外的内皮管网。第 18～20 天,胚体内部形成胚内的内皮管网。第 3 周末,胚外与胚内的内皮管网相通,形成原始心血管系统,包括卵黄囊循环、脐循环和胚体循环。

二、心脏的发生

心脏发生于口咽膜头端的生心区。

(一)心脏外形的演变

模型观察:观察原始心脏的发生和外形演变。

1. 心管的发生和演变　人胚第 18～19 天,生心板演变为 1 对心管,1 对心管逐渐融合成为 1 条心管(图 24-1(a))。心管由头端向尾端依次可见心球、心室、心房和静脉窦。心球的头侧较细长,为动脉干。静脉窦分为左、右两角(图 24-1(b))。

2. 心球、心室、心房和静脉窦的演变　随着心球和心室的生长,二者形成"U"形弯曲,突向右侧、腹侧和尾侧(图 24-1(c))。心房和静脉窦向左侧、背侧和头侧弯曲,心脏外形呈"S"形(图 24-1(d))。心房再向左、右方向扩展,膨出于心球、动脉干的两侧。随着心房扩大,房室之间形成狭窄的房室管。心球尾段膨大,演变为原始右心室,原来的心室成为原始左心室(图 24-1(e))。

思考:为什么胚胎早期心管的心房位于心室尾端,而成体心脏的心房位于心室头端?

(二)心脏内部的分隔

模型观察:观察心脏内部分隔过程中的结构演变。

1. 房室管的分隔　房室管背、腹侧壁心内膜组织增生,形成心内膜垫,将房室管分隔成左、右房室管(图 24-2(a))。

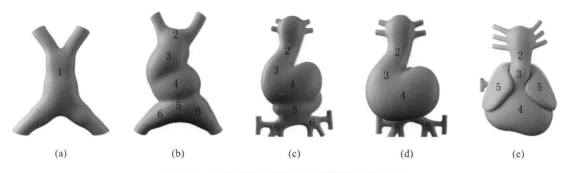

图 24-1　心脏的发生和外形演变模型图（腹面观）

(a)人胚第 22 天；(b)人胚第 23 天；(c)人胚第 24 天；(d)人胚第 25 天；(e)人胚第 35 天

1.心管；2.动脉干；3.心球；4.心室；5.心房；6.静脉窦

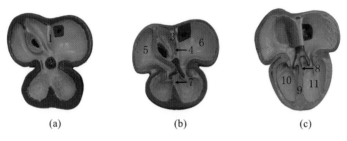

图 24-2　心房和心室的分隔模型图（冠状面）

(a)人胚第 28 天；(b)人胚第 35 天；(c)人胚第 7 周末

1.第一房间隔；2.心内膜垫；3.第二房间隔；4.卵圆孔；5.右心房；6.左心房；

7.室间孔；8.室间隔膜部；9.室间隔肌部；10.右心室；11.左心室

2. 原始心房的分隔　人胚第 4 周末，在原始心房顶部背侧壁可见第一房间隔，其与心内膜垫之间的第一房间孔随后封闭（图 24-2(a)）。第一房间隔上部中央变薄、穿孔，形成第二房间孔。第 5 周末，在第一房间隔右侧形成新月形的第二房间隔，第二房间隔尾侧留下卵圆孔。第一房间隔遮盖卵圆孔的部分为卵圆孔瓣。第一房间隔和第二房间隔将心房分隔成左、右心房（图 24-2(b)）。

思考：为什么在胎儿第二房间隔中存在卵圆孔？

3. 原始心室的分隔　人胚第 4 周末，心尖的心室底壁可见室间隔肌部。此隔向心内膜垫方向伸展，与心内膜垫之间留有室间孔（图 24-2(b)）。第 7 周末，左、右球嵴和心内膜垫融合为室间隔膜部。室间孔封闭，将左、右心室完全分隔（图 24-2(c)）。

思考：动脉干和心球的分隔，与室间隔的形成有什么关联？

4. 动脉干与心球的分隔　人胚第 5 周，动脉干和心球的内膜组织局部增生，形成一对上下连续互生的螺旋状纵嵴，为动脉干嵴和心球嵴（图 24-3(a)）。二者在中线融合，形成螺旋状走行的主动脉肺动脉隔，将动脉干和心球分隔成肺动脉和主动脉，肺动脉和主动脉彼此相互缠绕。随后肺动脉与右心室相通，主动脉与左心室相通（图 24-3(b)）。

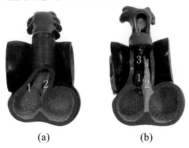

图 24-3　动脉干与心球的分隔模型图（腹面观）

(a)人胚第 5 周；(b)人胚第 6 周

1.右球嵴；2.左球嵴；3.右动脉干嵴；4.左动脉干嵴

思考:为什么主动脉肺动脉隔呈螺旋状?

5.静脉窦及其相连静脉的演变 静脉窦最初开口于心房尾端背面,其左、右两个角分别与同侧的总主静脉、脐静脉和卵黄静脉相连(图 24-4(a))。随后右角变大,窦房孔右移(图 24-4(b))。左角萎缩变小,远端演变为左房斜静脉的根部,近端演变为冠状窦(图 24-4(c))。

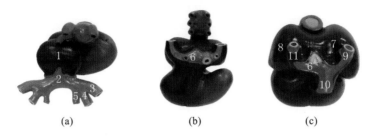

(a) (b) (c)

图 24-4 静脉窦及其相连静脉的演变模型图(背面观)
(a)人胚第 4 周;(b)人胚第 7 周;(c)人胚第 8 周
1.原始心房;2.静脉窦;3.总主静脉;4.脐静脉;5.卵黄静脉;6.冠状窦;
7.右心房;8.左心房;9.上腔静脉;10.下腔静脉;11.左房斜静脉

三、心血管系统发生的相关畸形

模型观察:观察心血管系统常见先天性畸形的临床表征。

1.房间隔缺损 常见卵圆孔未闭,由以下原因所致:①卵圆孔瓣出现许多穿孔;②卵圆孔瓣过小,不能完全遮盖卵圆孔;③卵圆孔过大;④卵圆孔过大伴卵圆孔瓣过小(图 24-5(a))。

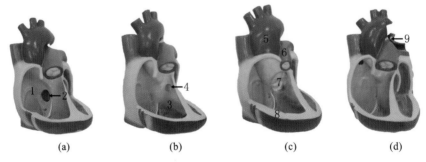

(a) (b) (c) (d)

图 24-5 心血管系统的常见先天性畸形模型图
(a)房间隔缺损;(b)室间隔缺损;(c)法洛四联症;(d)动脉导管未闭
1.右心房;2.房间隔缺损;3.右心室;4.室间隔缺损;5.主动脉骑跨;6.肺动脉狭窄;
7.室间隔膜部缺损;8.右心室肥大;9.动脉导管未闭

2.室间隔缺损 常见室间隔膜部缺损,多为心内膜垫组织扩展时不能与球嵴和肌部融合所致(图 24-5(b))。

3.动脉干与心球分隔异常

①主动脉和肺动脉错位 主动脉肺动脉隔呈直板状,肺动脉与左心室相连,主动脉与右心室相连。

②主动脉或肺动脉狭窄 动脉干与心球不均等分隔,一侧动脉粗大,另一侧动脉狭窄。

③法洛四联症 可见肺动脉狭窄(或右心室出口处狭窄)、室间隔膜部缺损、主动脉骑跨和右心室肥大 4 个缺陷(图 24-5(c))。

4.动脉导管未闭 可见肺动脉和主动脉以未闭锁的动脉导管相通(图 24-5(d))。

思考:主动脉肺动脉隔偏向一侧,为什么会引起室间隔膜部缺损?

思政:医护人员应如何与先天性心脏病患儿的家属沟通?

思考题
参考答案

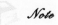*Note*

(黄绵波)

第 25 章 神经系统的发生

素质目标:重视孕妇孕早期补充叶酸,预防神经管发育畸形,树立疾病预防意识。

能力目标:提高理解神经系统发生的结构变化的能力,通过对临床实例的学习加强对神经系统发生畸形的知识记忆。

知识目标:掌握脊髓及脑的发生过程;熟悉神经管及神经嵴的发生过程;了解神经系统发生的常见畸形。

【实验内容】

一、神经管和神经嵴的发生

(一)神经管的发生

模型观察:观察神经管发生过程中的胚胎结构和演变。

人胚第 3 周中期,神经板的外侧缘隆起,称为神经褶。第 3 周末,左、右两侧的神经褶在枕节平面融合。第 24 天,神经沟大部分闭合为神经管,头、尾端未闭合,分别称为前神经孔和后神经孔。第 25 天,前神经孔闭合;第 28 天,后神经孔闭合(图 25-1)。

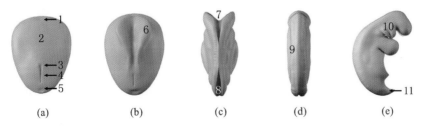

图 25-1 神经管的发生模型图

(a)神经板出现;(b)神经褶形成;(c)神经管开始闭合;(d)前神经孔闭合;(e)神经管形成

1.口咽膜;2.神经板;3.原结;4.原条;5.泄殖腔膜;6.神经褶;7.前神经孔;

8.后神经孔;9.体节;10.鳃弓;11.尾芽

(二)神经嵴的发生

在神经褶闭合为神经管的过程中,神经褶游离缘上的细胞游离为两条纵行细胞索,称为神经嵴。

思考:神经嵴的细胞可迁移到何处并分化为哪些细胞?

二、脊髓的发生

模型观察:观察神经管尾段演化为脊髓的胚胎结构。

Note

111

（一）脊髓中央管的发生

基板和翼板之间的浅沟称为界沟。左、右两基板增大并向中线靠拢,中间的一道狭缝称为腹侧裂。左、右两翼板增大并向中线推紧相贴,中间的隔膜称为后正中隔。神经管的管腔演化为脊髓中央管(图 25-2)。

（二）脊髓灰质和白质的发生

基板内的成神经细胞形成脊髓灰质前角。翼板内的成神经细胞形成脊髓灰质后角。两者间的成神经细胞形成脊髓灰质侧角。神经管内的边缘层形成脊髓的白质(图 25-3)。

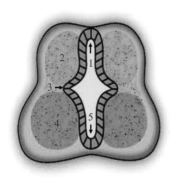 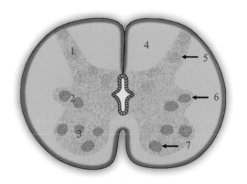

图 25-2　脊髓中央管的发生模型图

1.顶板;2.翼板;3.界沟;4.基板;5.底板

图 25-3　脊髓灰质和白质的发生模型图

1.脊髓灰质后角;2.脊髓灰质侧角;3.脊髓灰质前角;4.白质;

5.中间神经元;6.内脏或自主传出神经元;7.躯体运动神经元

（三）脊髓发生与脊柱的关系

人胚第 3 个月后,脊柱的增长速度比脊髓快,脊髓位置相对上移,两者非节段性对应。至第 5 个月末,脊髓末端升至第 1 骶椎平面;胎儿出生时升至第 3 腰椎平面;成年时升至第 1 腰椎平面(图 25-4)。

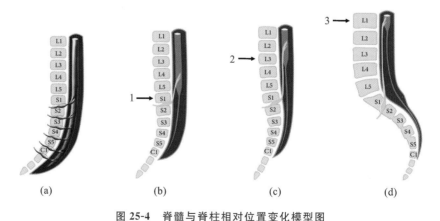

图 25-4　脊髓与脊柱相对位置变化模型图

(a)人胚第 4 个月前;(b)人胚第 5 个月末;(c)胎儿出生时;(d)成年时

1.第 1 骶椎;2.第 3 腰椎;3.第 1 腰椎

三、脑的发生

（一）脑外形及内部结构的发生

模型观察:观察神经管头段演化为脑的外形变化和脑室的发生。

人胚第 4 周,神经管头段形成 3 个膨大的脑泡,由前往后依次为前脑泡、中脑泡和菱脑泡。第 5 周,前脑泡分化为端脑和间脑,中脑泡分化为中脑,菱脑泡分化为后脑和末脑。端脑发育为大脑,后脑发育为脑桥和小脑,末脑发育为延髓(图 25-5)。各脑泡的腔演变为脑室。

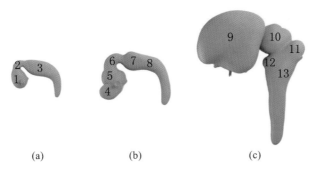

图 25-5　脑泡的形成和早期演变模型图(侧面观)

(a)人胚第 28 天;(b)人胚第 36 天;(c)人胚第 3 个月

1.前脑泡;2.中脑泡;3.菱脑泡;4.端脑;5.间脑;6.中脑;7.后脑;

8.末脑;9.大脑;10.中脑;11.小脑;12.脑桥;13.延髓

(二)小脑皮质的组织发生

模型观察:观察后脑演化为小脑过程中的胚胎结构和演变。

后脑翼板的背外侧缘增大并向内翻折,形成菱唇。左、右两菱唇在中线融合,形成小脑的原基,称小脑板。小脑板两外侧部膨大形成 2 个小脑半球;中部变细,形成小脑蚓部(图 25-6)。

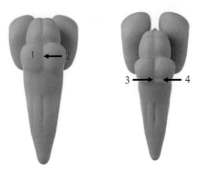

图 25-6　小脑的发生模型图(背面观)

1.小脑半球;2.小脑蚓部;3.小结部;4.绒球部

四、神经系统发生的相关畸形

临床实例观察:观察神经系统发生的相关畸形的临床实例。

(一)神经管发育畸形

神经管形成时,如果前神经孔不能闭合,则形成无脑畸形(图 25-7(a)),常伴有颅顶骨发育不全。后神经孔不能闭合,则形成脊柱裂(图 25-7(b)),常见于腰骶部,中度脊柱裂较常见;如裂隙较宽,患处可形成皮肤囊袋,内有脊膜和脑脊液,称脊膜膨出;如还有脊髓和神经根,称为脊髓脊膜膨出(图 25-7(c))。

(二)脑积水

脑脊液异常增多或其循环通路阻塞,则形成脑积水。主要表现为颅脑增大,颅顶骨和脑组织变薄,颅缝变宽和眼球向下(图 25-8)。

思考:脑积水是否会影响患儿智力发育?在沟通病情时,医护人员应注意哪些技巧?

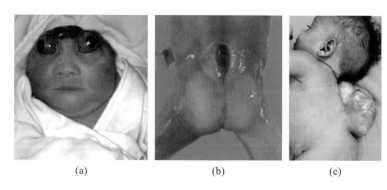

(a)   (b)   (c)

图 25-7　神经管发育畸形临床实例图

（a）无脑畸形；（b）脊柱裂；（c）脊髓脊膜膨出

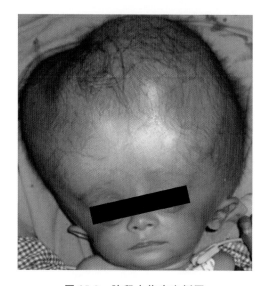

图 25-8　脑积水临床实例图

（王霞）

思考题
参考答案

第26章 眼和耳的发生

素质目标:关注视障和听障儿童的生活质量,树立关爱残障人士的意识。

能力目标:锻炼对眼和耳的发生过程的时空想象能力,通过对疾病图谱的学习加强对眼和耳发育畸形的记忆。

知识目标:掌握视网膜和视神经的发生过程;熟悉内耳的发生过程;了解眼和耳的常见先天性畸形。

【实验内容】

一、眼的发生

(一)视网膜和视神经的发生

人胚第4周,前脑泡向两侧形成一对视泡,后者逐渐膨大,前部向内凹陷形成视杯。第3个月起,视杯前缘形成视网膜盲部,其余部分发育为视网膜视部(图26-1)。

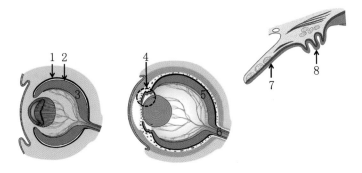

图 26-1 视杯的演变模型图

1.色素细胞层;2.视网膜内间隙;3.神经层;4.视网膜盲部;5.视网膜视部;
6.视神经;7.虹膜上皮;8.睫状体上皮

第8~12周,视网膜节细胞发出越来越多的轴突进入视柄内层,内层逐渐增厚直至内、外层之间的腔消失,内、外层细胞分化为神经胶质细胞包绕节细胞轴突,视柄演变为视神经(图26-2)。

思考:结合神经系统的发生,视神经的髓鞘是什么结构?

(二)晶状体的发生

人胚第30天,表面外胚层增厚形成晶状体板,晶状体板向内凹陷形成晶状体泡,晶状体泡于人胚第33天脱离表面外胚层(图26-3)。

思考:孕早期,孕妇如感染风疹病毒,可能对胎儿的哪些器官发育造成影响?

Note

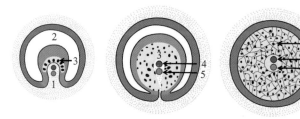

图 26-2　视神经的发生模型图

1.脉络膜裂;2.视柄腔;3.视神经纤维;4.玻璃体动脉;5.玻璃体静脉;

6.视网膜中央动脉;7.视网膜中央静脉

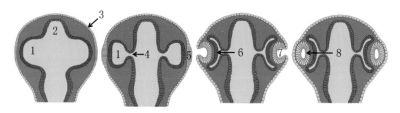

图 26-3　晶状体的发生模型图

1.视泡;2.前脑;3.表面外胚层;4.视蒂;5.晶状体板;6.视杯;7.晶状体凹;8.晶状体泡

(三)眼发生的相关畸形

1.先天性无眼或小眼　视泡未发育或发育不良所致,常伴有颅脑畸形(图 26-4(a))。

2.独眼　胚胎早期,左、右视沟融合形成一个正中眼,多伴上方管形鼻(图 26-4(b))。

3.先天性白内障　表现为晶状体的透明度异常(图 26-4(c))。

4.瞳孔膜残留　在瞳孔处残留薄膜或丝状组织(图 26-4(d))。

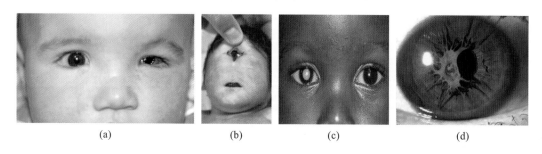

(a)　　　　　　　(b)　　　　　　　(c)　　　　　　　(d)

图 26-4　眼发生的相关畸形临床实例图

(a)先天性小眼;(b)独眼;(c)先天性白内障;(d)瞳孔膜残留

思考:一位新生儿被诊断为独眼,医护人员应如何与家长沟通并解释原因?

二、耳的发生

(一)内耳的发生

人胚第 4 周,与菱脑泡两侧相对的表面外胚层局部增厚,形成听板。听板中央内陷形成听窝,继而深陷形成听泡。听泡陷入表面外胚层深面的间充质中,成为内耳的原基。听泡形成背侧的前庭囊和腹侧的耳蜗囊,并在背端内侧长出一条细长的内淋巴管(图 26-5)。听泡及其周围的间充质演变为内耳膜迷路。前庭囊演变成三个膜半规管和椭圆囊的上皮,耳蜗囊演变成球囊和膜蜗管的上皮(图 26-6、图 26-7)。第 5 个月时,包绕在膜迷路周围的软骨性囊骨化为骨迷路。膜迷路中流动着内淋巴,骨迷路中流动着外淋巴。

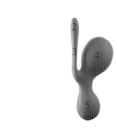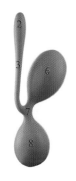

图 26-5　听泡的演变模型图

1.听泡;2.内淋巴囊;3.内淋巴管;4.前庭囊;5.耳蜗囊;

6.椭圆囊;7.椭圆囊球囊管;8.球囊

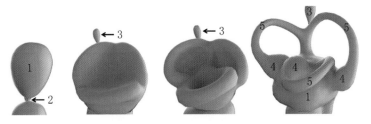

图 26-6　半规管的发生模型图

1.椭圆囊;2.椭圆囊球囊管;3.内淋巴囊;4.壶腹;5.半规管

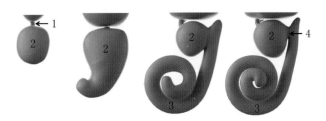

图 26-7　蜗管的发生模型图

1.椭圆囊球囊管;2.球囊;3.蜗管;4.联合管

思考:内耳包括哪些部分? 在听觉形成过程中起什么作用?

(二)耳发生的相关畸形

1.副耳郭(耳郭附件)　常因耳丘发生过多导致,见于耳屏前方(图 26-8)。

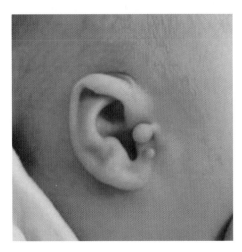

图 26-8　副耳郭临床实例图

思考题
参考答案

2. 耳瘘　皮肤性盲管与鼓室相通,常见于耳屏前方。

3. 先天性耳聋　分为遗传性和非遗传性。前者为常染色体隐性遗传。非遗传性因素为药物中毒、感染、新生儿溶血性黄疸等。

思政:对于先天性小眼、副耳郭等外观异常的患者,政府、社会、医疗机构及家庭需要如何帮助患者减轻容貌焦虑及他人歧视的问题?

（梁怡琳）